対人関係とコミュニケーション

依存症・触法精神障害者への支援から考える

渡邊敦子　安齊順子 編著
Watanabe Atsuko　Anzai Junko

INTERPERSONAL
RELATIONS
AND COMMUNICATION

北樹出版

はじめに

　看護のどの領域においても、支援の対象となる人（以下、対象者）への精神的支援や対人関係技術は重視されています。とくに、精神科領域においては、対象者の特性からその重要性はいっそう強く認識されていると考えられています。対象者が支援者の言動をどのようにとらえ、解釈するのか、支援者のどんなかかわりによって対象者の精神状態を不安定にしてしまうのかについては、臨床経験を積んでもなお解消できない気がかりです。また、その時の精神状態によっては、対象者の示す言動への予測が困難なために、対象者と支援者との関係性の発展と、それに付随する支援の展開を阻害していることが多いように思われます。
　それにもかかわらず、対人関係技術やコミュニケーションに関する看護における教育は十分とは言えず、多くの看護者がその実践に苦手意識をもっているのが現状であると思います。看護の分野では、すでに多くの理論家による対人関係技術や、看護に関連したカウンセリングについての理論がありますが、それを実践に結びつけるのはなかなか難しいようです。また、心理学等の看護学と関連の深い領域から独自に開発した方法も提案されておりますが、上述したような精神的特性への対応やかかわりの困難さが未解決ゆえに、なかなか定着しないのが現状と思われます。
　精神科領域のなかでも、対象者の精神状態がより不安定であり、司法など特別な処遇を受けている場合の多い依存症や触法精神障害者への支援は、対象者の内面の把握、実態の理解が難しいだけでなく、支援者や周囲の人々の、対象者への否定的な感情もあるために、より困難であると認識されています。依存症、触法精神障害者に対する看護については、近年いくつかテキストが発刊されておりますが、治療や主要概念の説明が中心となっており、それらは対象者の実態に対する理解があった上で必要になってくると考えます。また、看護学

生の年代で起こりがちな青少年の心の問題についても、読者自身の精神的健康の維持増進と、支援の対象との良好な関係性の構築のためには、重要な知識であると考えます。

とくに依存症は、危険ドラッグやアルコールに関連した社会問題が顕著となってきており、臨床現場だけでなく学校、地域社会での支援ニーズも高まってきています。そこで、依存症、触法精神障害者、学生に対して支援を行ってきた先生方による、実際のかかわりについての事例を多く盛り込んだテキストを編集しました。

本書の主な対象は看護学生ですが、看護師またはそれ以外の臨床の専門家にも参考になるような内容を心がけました。支援が難しいとされている対象者への支援を考えることを通じ、あらゆる健康度の人々を対象とした支援に役立てていただければ幸いです。

本書の執筆には対象者についてより幅広く理解していただくために、精神看護学の他、精神医学、臨床心理学、精神保健福祉の専門家にもかかわっていただきました。

最後に、本書の編集、出版に労をお取りいただいた、北樹出版の福田千晶様に心より感謝申し上げます。

※なお、本書は著者の体験に基づいた、自由な発想による記述を特色としているため、用語などの表記において、著者により若干異なる場合があることを申し添えます。

2015年3月

編者　渡邊敦子　安齊順子

目　次

第1章　看護と対人関係：対人関係に関する看護理論の展望 …………… 2
1. 理論の必要性 ………………………………………………………… 2
2. 看護理論の活用の実際 ……………………………………………… 4

　　（1）患者―看護者間に生じていることを理解するための理論（4）　（2）患者のケア実践に活用できる理論や療法（7）　（3）実践への活用（9）

第2章　看護に役立つ心理学の知識 ……………………………………… 15
1. 支援対象者の理解 …………………………………………………… 15

　　（1）ストレス理論（15）　（2）精神分析（17）　（3）認知行動療法（20）　（4）応用行動分析（22）　（5）システム論的家族療法（24）

2. 支援対象者へのかかわり …………………………………………… 26

　　（1）建設的な変化のための条件（26）　（2）援助場面における面接技法（27）　（3）グループ・アプローチ（28）

3. 本章のまとめ ………………………………………………………… 29

第3章　人間関係におけるカウンセリング理論 ………………………… 31
1. 対人関係とカウンセリング ………………………………………… 31
2. カウンセリング理論：ロジャーズの理論を中心に ……………… 33

　　（1）ロジャーズの自己一致について（34）　（2）「受容」について（37）　（3）「共感」について（38）

3. ま と め ……………………………………………………………… 39

第4章　共　依　存 ………………………………………………………… 40
1. アメリカの医療現場における「共依存」概念の登場 …………… 40
2. 日本の医療現場における「共依存」概念の登場 ………………… 41
3. 共依存からの回復 …………………………………………………… 43

第5章　依存症概論 ………………………………………………………… 46
1. アルコール依存症の一例 …………………………………………… 46
2. 依存症とは …………………………………………………………… 47

3. 依存症の発症メカニズム …………………………………… 52
  4. 依存症の原因となる物質や行動 …………………………… 52
  5. 依存症に合併することが多い身体疾患 …………………… 53
  6. 依存症に関連して起こる心理的変化 ……………………… 54
  7. 依存症に関連する社会的問題 ……………………………… 55
  8. 依存症を抱える人の対人関係の特徴 ……………………… 56
  9. 依存症の治療について ……………………………………… 57
  10. 回復：依存症が「治る」こと ……………………………… 59

第6章　依存症の当事者に対する支援者の認識………………………… 61
  1. 依存症の人々は医療専門職にどう思われているか ……… 62
  2. 訪問看護事業所に対する調査結果から考える …………… 63
      （1）調査について（64）（2）薬物依存症の回復に重要と思われる取
      り組みについて（65）（3）薬物依存症に対するイメージについて（66）
      （4）薬物依存症に関する知識や支援技術について（68）
  3. 薬物依存症の人は医療者の態度をどのように見ているか ……… 69
  ＊コラム：依存症者のミカタについて考える：見方と味方（72）

第7章　精神科病院で出会う依存症の当事者…………………………… 75
  1. 医療現場での依存症治療 …………………………………… 76
  2. 依存症者の対人関係の特徴 ………………………………… 76
      （1）否認とは（76）（2）依存症者のつく「うそ」について（79）
      （3）怒り、他人を責める人（80）（4）セルフ・エスティーム（自己
      肯定感）について（82）（5）依存症者をめぐる人間関係（83）
      （6）依存症者の親密さ（84）
  3. 治療者や支援者について …………………………………… 86
      （1）依存症に関わる多様な支援者（86）（2）逆転移（87）
  4. さいごに ……………………………………………………… 88
  ＊コラム：精神科病院で看る依存症の当事者とのかかわり（89）

第8章　依存症の当事者の地域生活の実態とそれへの支援 ………… *91*
　1．インタビューのデータと分析 ……………………………… *91*
　　（1）断薬の維持は自力では不可能（*91*）（2）「普通」につきあえる人が必要（*94*）（3）信頼できる支援者が必要（*95*）（4）自分の行動を支持してほしい（*96*）（5）訪問看護のとらえ方はしだいに変化している（*98*）
　2．支援に求められていること ……………………………… *100*
　　（1）孤立しないよう支え続ける（*100*）（2）薬物依存症の「回復」をめぐる訪問看護（*102*）
＊コラム：依存症の自助グループ（*107*）

第9章　女性の依存症の当事者に対する支援 ………………………… *110*
　1．女性の依存症の当事者の特殊性 ………………………… *111*
　　（1）男性よりも短期間に依存が形成されるというリスクの高さ（*111*）（2）暴力にさらされた体験（*111*）（3）重複障害／摂食障害と行為障害（*113*）（4）ジェンダーの視点が不可欠（*115*）
　2．女性の依存症の当事者に対する支援 …………………… *116*
　　（1）はじめから聴きすぎない（*116*）（2）当事者への二次被害を防ぐことと援助者の燃え尽き防止（*117*）（3）フツーの生活の手助けをする（*118*）（4）点でなく面で接する（*120*）
　3．子育て支援 ………………………………………………… *120*
＊コラム：ダルク女性ハウスでの日々①：自己決定の前にあること（*123*）
＊コラム：ダルク女性ハウスでの日々②：ある1日の出来事を通して（*125*）

第10章　依存症の当事者の家族に対する支援 ………………………… *127*
　1．家族支援とは何か――家族形態・家族機能の変化と援助 ……… *127*
　2．薬物依存問題をもつ人の家族に何が起こっているのか
　　　　――実態調査から ……………………………………… *129*
　3．家族をどのように支援するか …………………………… *132*
　　（1）家族に対する思い込みを捨てる（*132*）（2）やっと援助に辿り着いた家族をねぎらう（*134*）（3）家族自身の状態に着目する（*136*）（4）利用できる社会資源の情報を提供する（*139*）
＊コラム：依存症の家族会の実態（*141*）

第11章 触法精神障害者への支援 …………144
1. 触法精神障害者について …………144
2. 歴　　史 …………145
   (1) 明治から大正の犯罪心理学 (145)　(2) 簡易精神鑑定 (147)
3. 精神鑑定の流れ …………147
4. 精神鑑定の例 …………148
5. 触法精神障害者と接する …………150
6. 医療観察法 …………151
7. ま と め …………152

第12章 青年期の心の問題 …………154
1. 自己の形成 …………154
   (1) エリクソンのライフサイクル理論 (154)　(2) 青年期の特徴 (155)
2. 人間関係の構築 …………157
   (1) 愛着の形成 (157)　(2) 青年期の家族関係 (158)　(3) 青年期の友人関係の特徴 (159)
3. 青年期に生じやすい問題 …………160
   (1) ひきこもり (161)　(2) 自殺 (163)

第13章 看護における対人関係とコミュニケーション　再考 …………167
1. 対人関係を考える前提となるもの …………167
   (1) 看護の基本技術という視点 (167)　(2) 発達段階の視点 (169)　(3) 当事者と専門家との関係という視点 (171)
2. 人間関係の構築と自他の成長 …………173
   (1) 否定的感情の活用 (174)　(2) あらたな自己の創発 (174)

索　引 …………178

対人関係と
コミュニケーション

依存症・触法精神障害者への支援から考える

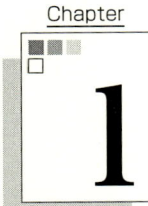

看護と対人関係
対人関係に関する看護理論の展望

■■キーワード：看護理論の活用、対人関係理論、患者―看護師関係、プロセスレコード■■

　この章では、対人関係を基本とする看護援助のなかで、①なぜ看護理論が必要なのか、②どうして看護理論を知っていないといけないのか、そして③どのように実践のなかで活用できるのか、について述べている。なお、さまざまな理論があるなかで、ここではすぐに看護援助に使える理論の一部を、具体的活用方法を含めて紹介する。

■■■ 1. 理論の必要性 ■■

　看護援助に活用される対人関係に関する看護理論は数多くある。しかし現実には、援助の対象者とのかかわりにおいて、常に理論を考えて関わるわけでもなく、そしてまた理論通りに対象者と看護援助者、つまり、患者―看護師関係が展開していくわけでもない。

　一方、実際の看護は、関係性のなかで成り立つことはいうまでもない。相手がいて、その人が援助を必要としている、あるいは本人は意識していないが、客観的に見て援助が必要であるという、両者の関係のなかで看護援助は成り立つ。相手がいる、ということは、言語的・非言語的どちらにしても、かかわり、つまりコミュニケーションを行っていることになる。相手が発した言葉、行った行動、醸し出す雰囲気など、すべては看護者の受け止め方によっては「ひどい言葉」「失礼な態度」「嫌な感じの人」にもなり「優しさのある言葉」「感じのいい態度」「良さそうな人」にもなる。それは、言い換えれば看護者の言葉、態度、醸し出す雰囲気も、患者にはそれぞれに解釈されることになる。

では、なぜこのような真逆ともいえる受け止め方になるのだろうか。これらを考える際に活用するものが"理論"といえる。つまり、患者と看護者のあいだに生じている今現在、あるいは過去の関係を理解し、未来につなげていくことが大切であり、もし、お互いが否定的な受け止め方をしたなら、それは「患者の病気・症状」によるものなのか、「今までの人生経験がなすもの」なのか、あるいは「たまたま今日の気分によるもの」なのかと、状況が起きた理由や与えた感情の動きを理解することは、相手を理解し、お互いの関係を理解し、そして今を理解することにほかならない。

　看護援助は言うまでもなく、「私はあの人嫌いだから援助しません」「あの人好きだからずっとつきそって援助したい」というものではなく、援助を必要としている人々に公平に行われるものである。そのために、看護者はいつも"客観性"を意識し、現象を「知的に理解する」という訓練が必要なのである。だがこれは、看護者は自分の気持ちを押し殺して援助すべきであるといっているのではない。援助者にとって自分の感情は大切である。「好き」「嫌い」「嬉しい」「不愉快」など、自分が今どのような気持ちであるかを素直に受け止めることは、人を援助する際、麻痺してはいけない感情である。たとえば患者に対してマイナスの感情をもった時、その感情がどこから生じているのかを冷静に、客観的にとらえることで根本的な問題を見つけることもできる。「患者さんを嫌いになる自分は悪い人間」というような自己否定をしないための手段としても理論は必要である。

　看護者と患者の関係を理解し、援助の対象者とのかかわりがうまくいった時、あるいはしっくりこなかった時、それはなぜだったのかと、その時の関係性をふり返ることは、看護者として成長していくために必要な知識であり、技術である。

　その際の理論は、単に対人関係理論だけでなく、患者の症状がその人の日常生活にどのように影響しているのか、看護ケアを客観的にとらえるための理論も忘れてはいけない。精神看護学は、単に人とのかかわりのなかにあるのではなく、"看護ケア"を行うことが本来の目的だからである。そういう意味では、

この章において、活用できるすべての理論を紹介することは難しいことが理解していただけるだろう。この章でお伝えするのはほんの一部であり、より自分に活用できる理論を、あなた自身でぜひ見つけて、活用していってほしい。

なお、理論とともに看護者には"想像力"も大切である。客観性と相対するようにも思いがちだが、「あの時相手はどんな気持ちだったのだろう」「あの人は今までどんな人と関わって今に至るのだろう」という、相手を理解するための想像力。それは、理論ばかりでなく、いろいろな芸術、音楽、本、言葉、人、そして時間にふれることで広がり、養われていくと思う。そういう意味では、看護は、多くの知識や豊かな想像力が必要とされ、それを養うことができ、そして成長していける仕事なのかもしれない。

2. 看護理論の活用の実際

(1) 患者ー看護者間に生じていることを理解するための理論

①ペプロウ（Peplau, H.E., 1952），「対人関係の看護」

ペプロウは看護を「病気の人やヘルスサービスを必要としている個人と看護者（看護師）の人間関係である」と定義している（Torres, 1986）。具体的に説明すると、4つの段階をふむ人間関係を通して、看護は患者自身が問題解決技能を身につけられるように関わっていくことであると考えている。その4つの段階とは、以下の通りである。なお、"病気の人やヘルスサービスを必要としている"人を、ここでは"入院患者"をイメー

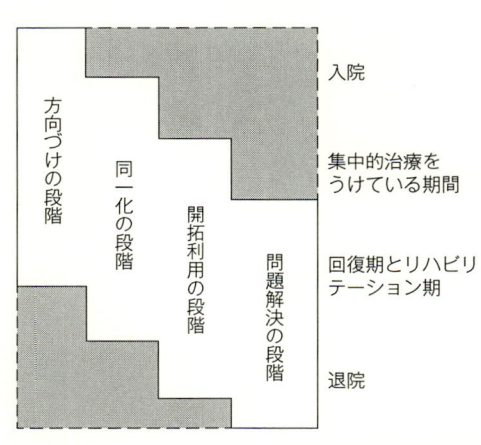

図1-1　患者ー看護師関係における重なりあった諸段階（ペプロウ，1973）

ジしていただきたい。(図1-1, 1-2)
- 方向づけの段階：患者が問題を抱えて入院してきた段階といえよう。この時、患者（家族も含む）と看護師はまったく見ず知らずの関係で、これからケアを受ける人、ケアを提供する人、という関係である。患者や家族にとっては、何が問題か、何をしてほしいのかを明らかにする段階であり、看護者にとっては必要なケアを行うための情報収集をする段階である。
- 同一化の段階：患者や家族は、看護者を「必要なケアを行ってくれる人」と認識し、看護師も「患者に必要なケアを明確にして目標設定してケアを提供する人」になる段階である。
- 開拓利用の段階：患者は、自分に提供されるサービスを十分に活用する段階である。たとえばこの段階で患者が具合が悪い状況であれば、看護者に頻繁にケアの要求をすることになる。意図せずともほかの患者よりも自分へのケア量を多くする言動になるだろう。看護師は、その患者への看護目標を明確にし関わりつつ、患者自身がなぜそのような言動をし、感情をも

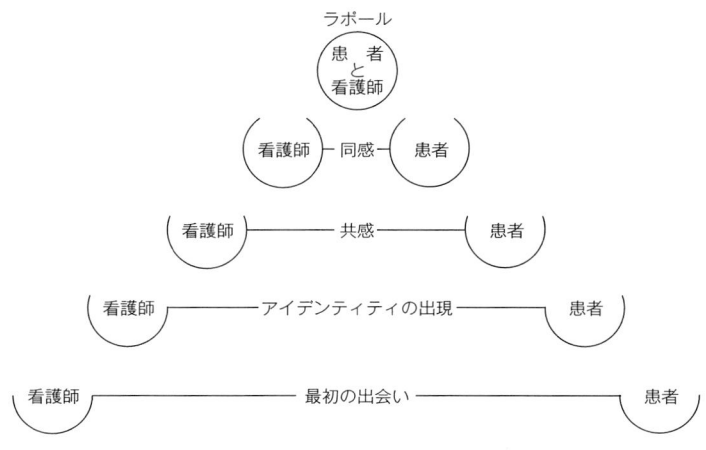

図1-2　人間対人間の関係（トメイら編著, 2004　一部改変）

つのかを患者自身が理解できるように関わる段階といえる。
- 問題解決の段階：患者と看護師が治療的な関係を終え、患者は必要なケアが満たされ、かつ自分自身が解決できるような成長をして退院していく段階である。看護師は、患者に対して必要な看護目標を達成し、成長した患者を見送る段階であり、つまりはその人への看護を終える段階といえる。

　これら4つの段階は、明確な区切りはなく、つまり「今日から次の段階」というものではなく、それぞれが重なりつつ、4つの段階をふんで関係が終了する、ということである。

　そしてペプロウは、看護師が患者に関わった時の患者の反応、それに対する看護師の反応、それを、言葉、態度、状況も含めて細かくふり返り記述する、つまり相互関係を理解する方法として「プロセス・レコード（プロセスレコード）」の必要性を述べたのである。

　②トラベルビー（Travelbee, J., 1971）「人間対人間の看護」

　トラベルビーは、看護は患者と看護師、つまり人間対人間の関係からなされ、この対人関係過程には、位相（段階）がある、と述べている（トラベルビー, 2005）。その位相とは以下の通りである。
- 出会いの位相：患者（看護を受ける人）と看護師がはじめて出会う段階である。この時看護師は患者を、単に治療を受ける人というような一般的な見方をするのではなく"その人自身"を見る、ということを重要としている。
- 同一性（アイデンティティ）の出現の位相：患者、看護師が互いに、その他大勢のなかの単なる患者、看護師ではなくて、○さんという患者、△さんという看護師、という、お互いの独自性を認め始める段階である。
- 共感の位相：共感することによって、相互理解を深める段階である。
- 同感の位相：苦痛を理解し、その苦痛を和らげたいという同感する願いが生じ、行動する段階である。
- ラポールの位相：患者と看護師がお互いに受容しあい，温かい関係が確立する、という段階である。

　このような段階（位相）を経て患者と看護師の関係が確立していくなかで、

看護が行われていくという考え方である。

③ウィーデンバック（Wiedenbach, E., 1964）

ウィーデンバックは、看護とは、看護師自身が何を考え、感じたのかという哲学がとても重要で、それがその後の患者に対する行為に影響すると述べている。そして患者、看護師のかかわりのなかで看護師自身の看護技術熟練のため「再構成」という記録の必要性を述べた。この「再構成」と命名した記録を記述する意味は、「なぜその場面を看護師自身が選択したか」「患者に対する看護の必要性を把握するために、看護師自身が何を知覚し、感じ、考えたか」「それにより、看護師自身が患者に対してどのような言動を行い、何を得、どのような反応を望んでいたのか」ということを丁寧に紐解くことであり、看護師自身の言動・気持ち・考えをふり返ることによって、患者に、必要なケアを提供できたのか自己洞察することを目的としていた。

④オーランド（Orlando, I.J., 1961）

オーランドは、専門職としての看護は、患者がその時、その場で必要としている看護援助を見出し、実践して患者のニーズを満たしていくという看護過程（nursing process）のアプローチによって行われていくものであるとした。つまり、看護師が行う一つひとつの看護（看護過程）において患者の望む看護援助と、看護師が必要であろうと考えて実践した看護援助が一致していることが重要だと述べているのである。そしてこのような一致したケアを提供するために、お互いに相違がなかったのかをふり返る手段として「患者について知覚したこと」「その知覚したことについて看護師が感じたこと、考えたこと」「看護師が実際にとった患者に対する言動」の3つを記録する「ナーシングプロセス記録（看護過程の記録）」というものを開発した。

（2）患者のケア実践に活用できる理論や療法

①セルフケア理論

オレム（Orem, D.E., 1971）は「人は、誰でも自分で自分自身の命や安全や健康を守る力を持っている。しかし、それが脅かされた時、援助を受けることになる」

という、セルフケア、という考え方を提唱した。もちろん、年齢、性別、文化的背景の影響は受ける。たとえば、赤ちゃんであれば、自分自身で安全を守ることはできないので、親の力やまわりの力を借りることになる。しかしこれはセルフケアができないのではなく、年齢に合ったセルフケアができている、という視点で見る考え方である。オレムはセルフケアのニーズと行動を"要件"という言葉で表現し、セルフケアを3つに分けた。つまり「普遍的セルフケア要件」（年齢、性別等に関係なく、誰もが行っている、誰もに共通するセルフケアのこと）、「発達的セルフケア要件」（年齢、性別など、発達段階によって、セルフケアのレベルが違う、ということ）、「健康逸脱に対するセルフケア要件」（長期につきあって生活していく必要のある身体的、精神的疾患をもっても、それに見合ったセルフケアがあるということ。たとえば、右利きの人が右腕を失った時、食事がとりにくい、着替えがしにくいなどの生活のしづらさがあるが、これは一生セルフケアができないか、というとそうではない。その人の状態に合った、あらたなセルフケアのニーズと行動が生まれる、ということ）である。

アンダーウッド（Underwood, P.R.）は、オレムのセルフケア理論を精神科に適用できるよう改変し、より精神科の患者を観やすいように理論を変えたのである。それが、現在「オレム／アンダーウッドのセルフケア理論」となっている。

②各種療法

依存症の患者には、精神依存と身体依存がある。これは依存しているものに対する抑えきれない精神的衝動と、身体自体が欲するために依存行動をとってしまうことである。どちらにしても、治療を必要とする段階（つまり、依存症により、自分あるいは周囲に影響する日常生活に支障が出てきた段階）である。だが本人自身がたとえ病院に来ていたとしても「まわりに言われたから」と言うなど、実は患者自身は依存症と認識していないことも多い。

そのため、看護援助の大切なかかわりとして、各種療法がスムーズに受けられるような環境を整えたり、その療法の後押しをするようなかかわりをする、ということである。その一つとして「もしかして、自分は本当に依存症だったのかも……」と依存症としての病気の認識（病識や病感）をもってもらうように関わることもあげられる。これは、たとえば薬物療法をするなかで、患者が飲

んでいる薬の説明や、服薬教室などの教育的かかわりをすることも一つである。依存症というのはどのような病気か同じ疾患をもつ患者を集めて説明したり、話しあってもらったり、また患者自身が自分の飲んでいる薬を知ることで、自分の病気の意識化を図り、治療していく意欲につなげていくのである。

依存症の患者は、時に、行動療法も行う。つまり自分の行動面に着目して、枠にはまった行動をとってもらうことで、その人の生活を脅かしていた症状改善のため、あらたな習慣を身体に覚えさせて修正していく、という治療である。もちろん、なぜ依存行動に走ってしまったのかという原因、つまりストレスへの対処方法や、物事のとらえ方を変える、という治療も並行して行うこととなる。しかしストレス対処や物事の見方、とらえ方を変えるのは、何年も生きて習慣化されている精神的な面であるため、数週間、数ヵ月で変えることはできない。一方で"単に習慣化された行動"は変えることができる。たとえば、朝遅くまで寝ていた人が、早寝早起きに行動を変えることはできる。目に見えることであるから、変わった、変わっていないがわかりやすいというのも理由の一つである。ストレスや物事のとらえ方というのは、他人にはもちろん、自分にも「これ」と目に見える形のものではない。考え方の癖というのは、より時間をかけて変わっていくものなのである。

そのほか、内観療法など自分を見つめ直す治療もある。今まで誰にどのようなことをしてもらったのか、自分は何を恩返ししたのかなどをふり返ることで、自分の生きる意味、存在する意味を見つめ直すのである。

同じ依存症でも、患者に合った各種療法がなされるため、治療法の意味と何を目指しているのかは、医師をはじめとする他職種、そして患者と共有し、同じ目標をもって看護を考えていくことが大切といえよう。

(3) 実践への活用
①プロセスレコード

依存性の高い患者は、時に冷静な気持ちよりも突発的な高ぶる感情によって言葉を発したり、行動したりすることがある。後に患者は冷静な感情を取り戻

した時に「なんてことを言ってしまったのだろう」と自分を責めるような気持ちになることも多い。しかし、看護師側からすると、患者がその時に感情任せに言った言葉や行動は心に突き刺さる。「なんてひどいことを言うのだろう」「なんてことをしてくれたのだ！」と。これは病気の症状によるものだからと、その状況でにこやかに対応できる人がいるわけはないし、もしいるとしたら、看護師としてより、人間としての気持ちを大切にしてほしいと言いたい。しかし、そうはいっても専門職であるため、その状況に左右されて、「あの患者は怖いから近づかない」「あの患者は嫌いだからケアは行わない」ということでは、専門的な勉強をしてきた者とはいえないだろう。その際に、起きた現象を"客観的に"「なぜ起きたんだろう」と理解するために、**プロセスレコード**が活用できる。この「プロセスレコード」という言葉は、前述したペプロウのものであるが、現在は、「プロセスレコード」という名称は活かされつつ、ウィーデンバックやオーランドが述べたような意図も含まれていることが多く、「看護援助のなかで生じたことの過程を記録し状況を理解し、次の看護援助に活かす」という、少し大きなとらえ方がされている。自分がどう活用するか、ということが大切である。最近は「どうしてその場面をふり返りたいのか」を明確にした後に、4つの項目、つまり「患者の表情や言動」「それを見て、聴いて感じたこと・思ったこと・考えたこと」「看護師（私）の言動」「考察」に分けてふり返ることが多いように感じる。

　表の事例で、通し番号順に読み、具体的に考えてみよう。怒った患者さんと怒られた私（看護師）の一場面が切り取られている。これは1日の、ほんのある一瞬だったかもしれない。「まあいいか、こんなこともあるさ。病気のせいだし。」と思えば、無理に忘れることができる一瞬だったのかもしれない。しかしそれを放っておくと、看護師自身の心のどこかに「急に怒り出す患者Kさん」という印象が残る可能性も考えられる。これでは、単に患者Kさんに「急に怒り出す患者」というレッテルを貼っただけで、看護師自身のケア技術は向上しないのではないだろうか。この事例では落ち込んだ患者にどうして無理に元気に話しかけたのかをふり返っている。この現象は、今回の患者Kさんだけ

でなく、将来出会う患者さんにも起こりうることである。できれば看護師同士、仲間の助言ももらいつつ、看護師が心に引っかかった場面をふり返ることで、患者に先入観や否定的な感情によるレッテルを貼らずに、冷静になれるということが、少し理解できるだろうか。

　これを「自分ができなかったことをつきつけられるようで、つらくなるのでは？」と思う人もいるかもしれない。「おまけに、そんなつらい場面を他人にみてもらうなんて……」と。しかしこのふり返りは、個人の"反省"を促すものではないので、助言するまわりも「なぜこうしなかったの？！」という助言ではなく、「この時に私ならこうとらえるかも」とか「こういう表現もあるかも」「この場面だったら誰でも同じような対応をしたと思うから、この対応は最善だったのでは」というように、考えの幅を広げられるようにすると、対応のしかたの選択肢も増えていくように思われる。また、良い悪いを指摘をするのではなく、記述者の言動を認められるような助言を心がける必要がある。

　プロセスコードは単に行き詰まった場面だけでなく、「思いがけず良いことが起きた」とか、「ほかの看護者はうまくいかないかかわりが、いつも私だけなぜかうまくいく」という場面でもいい。実際に、ある20代の若い依存症の患者Aが、看護師Bに対してだけきちんとした対応をして、ほかの看護師を無視する、という状況が起きたことがある。お互いに同じような場面をふり返ってみると、明らかに違うことがあった。それは、患者Aに対して、看護師B以外、みんな「A君」と声をかけていたのである。看護師Bはというと「Aさん」と声をかけていた。理由を言わずに無視をしていた患者Aに問いかけると、「B看護師さん以外は、自分を子ども扱いしてバカにしているんだ。おとなとしてみてくれていない」ということであった。看護師は、気さくに話しかけて身近な存在になりたかったのだろうが、患者Aにとっては「A君」と呼ばれることで、自分をおとなとしてみてくれていない、自分が対等な存在として認められないと感じていたのである。このような、患者Aに対する呼び方を含めた日々のかかわりについて、看護師同士の会話で気づかないのか、と疑問をもつ人もいるだろう。しかし、忙しい仕事中の会話（言葉）は、その場で流れていって

表1-1 プロセスレコードを活用して場面をふり返る

【どうしてこの場面をふり返りたいのか】			
いつも穏やかなKさんが、急に怒り出してびっくりした。どうしてあんなに怒ったのか状況を理解するため			
患者の表情・言動	自分が感じたこと・思ったこと	私の表情・言動	考察
①眉間にしわを寄せて病室で窓を見ている	②あんなに落ち込んでいるKさんは今までに見たことないわ。声をかけるの不安だな。どうしよう。行きにくいな…。でもここで放っておいたり、暗い言葉がけはよくないと思う。	③「Kさん、おはようございます」と大きな声でにこやかに声をかけ、Kさんの肩をたたいた。	①の表情から、②で、「今までにないKさんの落ち込み」を予測しているのに、なんであの時「暗い言葉がけはよくない」と思ったのだろう。その時は思わなかったが、今ふり返ると、私自身が、暗い話を聴きたくない、避けたい、と思っていたのかもしれない。
④「うるさいな!」と大声をあげ、私の手を振り払った。私を怖い目でにらんでいた。	⑤殴られるか!と恐怖を感じた。	⑥「ごめんなさい!」と……。	素直に、静かな声で「どうしたのですか? 落ち込んでいるように見えたのですが……」と言ってもよかったかもしれない。

しまう。記述し丁寧にふり返ることで、他者との認識のずれなどの大きな気づきを得ることができるのである。

　②**セルフケア理論**

　限られた時間と期間のなかでできる看護師としての依存症患者への看護援助は、依存症という病気によってその人の生活が脅かされ、病院あるいは治療するに至ったその人の行動の修正であると言える。看護という仕事は、1人の看護師が24時間1人の患者だけを受けもつことはできない。そのため看護師同士が統一した方向性をもって、その時の患者の状況のとらえ方と、患者の言動がその後の状況に及ぼす影響についての予測を統一するという方向性をもって患者のケアにあたらないと、患者自身が混乱する。たとえば、ある看護師はこ

れをしていいと言ったのに、別の看護師はダメというのでは誰でも混乱するだろう。

　ここで、オレム／アンダーウッドのセルフケア理論により、ある共通する見方（見る視点）をもとに、看護師同士が同じ方向を向いて患者に関わる方法がある。その人の呼吸状態を含む食事摂取状況がどうかを観る項目「空気・水・食物」、薬の副作用を含む便秘や下痢などの有無を観る「排泄」、活動状況や睡眠状況とそのバランスを観る「活動と休息」、状況に合った服装や年齢、生活に合った清潔状況ができているかを観る「個人衛生」、人とのつきあい方や自分の時間を大切にしているかという「孤独とつきあい」、自分の生命の安全を守ったり穏やかに過ごすことができているかという「安全と安寧」である。このような患者の生活を観るポイント（枠組み）により、それぞれの項目について、現在の症状によって日常生活のどの部分が脅かされているか、何が問題であるかをアセスメントする。同時にもっと伸ばせる、患者のよい部分もとらえて日々の看護援助に活かす視点が必要である。そして、これらの項目（枠組み）を統合して１人の患者としての全体像としてとらえる。依存症という病気のどのような行動や思考が、この患者の日常生活の何に影響したため入院・治療が必要となっているのか。さらに、どのようになれば退院できるのかを、退院後の住むところや、どのような日常生活に戻れるのかを考えて、日々の看護ケアに活かしていくことが大切である。

　　　　　　　　　　　　　　　　　　　　　　　　　　　（渡辺　尚子）

図書案内

武井麻子 (2001). 感情と看護　医学書院："感情"というものに焦点を当てて看護の仕事についてが語られています。厚めの本なので少し抵抗があるかもしれませんが、手に取ったらあっという間に読み終わる内容になっています。

山田ズーニー (2006). あなたの話はなぜ「通じない」のか　筑摩書房：自分をわかってほしいから一生懸命言葉で伝えようとする。でもなかなか通じない時、この本を読むと、自分のコミュニケーションのあり方がいつの間にか変わっていると思います。

柳澤厚生（編）(2004). ナースのためのコーチング活用術　医学書院：コーチング、それは指示、指導ではなく、相手の意欲を引き出し、その人自身が行動して目指すところに行け

るようにすること。看護に活用できるコーチング術がわかりやすく書かれていて、自分自身の生活にも役立つ内容です。

＊引用文献＊

ペプロウ，H. E. 稲田八重子，小林富美栄他訳（1973）．人間関係の看護論　医学書院

トメイ，アン・マリナーら編著　都留伸子監訳（2004）．看護理論家とその業績　第3版　医学書院

Torres, G. (1986). *Theoretical Foundations of Nursing.* East Norwalk ; Appleton & Lange.
（トレス，G. 横尾京子・田村やよひ・高田早苗（監訳）（1992）．看護理論と看護過程　医学書院）

Travelbee, J. 城ヶ端初子監修（2005）．実践に生かす看護理論　医学芸術社

Chapter

2 看護に役立つ心理学の知識

■ キーワード：ストレス、精神分析、認知行動療法、家族療法、面接技法 ■

「話し上手は聞き上手」という言葉がある。話が上手な人、つまり他者と良好なコミュニケーションがとれる人は、まず相手の話を聞いて相手をよく理解するものだという意味だが、これはあらゆる支援に通じる話である。良い支援をするためには、まず支援対象者をよく理解することが重要である。しかし、時には相手の言動が理解しにくい時もある。本章では、臨床心理学の知見を中心に、支援対象者を理解する際に役立つ理論と関わり方について説明する。

■■■ 1．支援対象者の理解 ■■■

　本節では、臨床心理学における代表的な理論であるストレス理論、精神分析、認知行動療法、応用行動分析、システム論的家族療法について説明する。これらの理論は支援対象者の考えや行動を理解するのに有用である。

（1）ストレス理論

　ストレスが多くの身体疾患の発症や予後に影響することはもはや常識となっている。看護において支援対象者のストレスを理解することが重要である点に異論をもつ者はいないであろう。ストレスという言葉自体も普段の生活で自然に使われるほど一般化している。しかし、時として不正確な意味で用いられている場合もあるため、正しい知識をもつことが必要である。

　まず、ストレスを辞書的に説明すると「外部からの有害刺激に対して身体が防衛するために作用する一連の生理的反応、ならびに、そうした反応が生じるまでの過程」となる。言い換えると、自分にとって危険をもたらすような状況

や出来事にであった時に、自然に体がその危険に対して備えるような現象がストレスなのである。そして、その危険をもたらす状況や出来事のことを「**ストレッサー**」と呼び、ストレッサーに遭遇してお腹が痛くなったりするような生理的反応のことを「**ストレス反応**」と呼んで両者は区別されている。ここで重要なのは、ストレス反応自体はきわめて正常な反応である点である。スポーツの試合や入学試験などのストレッサーに直面した際に、緊張して胸が高鳴ったり、手に汗をかいたりといったストレス反応を経験したことは誰でもあるだろう。よくある誤解は「ストレスは体に悪いので、なくさなければならない」という考えである。上にも書いたように、試合やテストで一時的に緊張することは正常な反応であり、そのような生理的メカニズムがあるからこそ大事な場面で力が発揮できるという一面ももつ。問題となるのは、ストレッサーがいつまでもなくならない場合であり、そうなると抵抗力が低下し身体が衰弱してくることもある。そのような時には、いかにストレスに対処していくかが重要となる。

ストレッサーとなる出来事が起きたからといって、すぐにストレス反応が生じるわけではない。ストレス反応には、**認知的評価**、**ストレスコーピング**、ソーシャルサポートが影響すると考えられている（図2-1）。認知的評価とは、ストレッサーをどのようにとらえるかというもので、ストレッサーが脅威的で自分で対応ができないと認知されるほど、ストレス反応が大きくなる。ストレスコーピングとは、ス

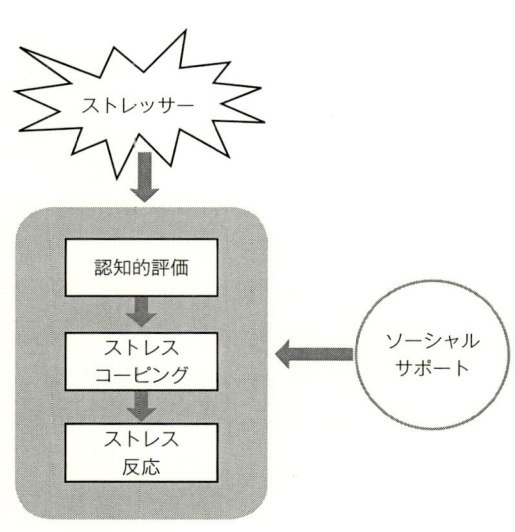

図2-1　ストレスの流れ

トレッサーにどのように対処するかというものである。ストレッサーとなっている問題の解決に向けて行動するのか、問題から逃避して気分転換するかによって、ストレス反応に違いが生じる。また、ソーシャルサポートとは、対人関係を通して得られるさまざまな援助のことを指し、ソーシャルサポートが多いほど、ストレス反応が減少することが明らかにされている。

人生においてストレッサーに直面することは避けられないため、それにどのように対処していくかが重要となる。ストレスの問題を抱えた支援対象者に対しては、家族や友人、専門家が本人を支えながら問題に向きあうよう援助することが大切であり、それにより本人の問題対処能力が向上し、対処への自信がつくことが望ましい。

(2) 精神分析

精神分析とは、精神科医である**フロイト**（Freud,S.）によって創始された精神障害の治療技法と理論の体系のことで、その考え方を端的に表現すると、「心理的問題は、過去の性的葛藤を無意識の世界に抑圧することによって生じる。したがって、神経症は、そうした無意識的葛藤を意識化することによって治療できる」（倉光, 1995）ということができる。精神障害の治療から考案された理論ではあるが、広く人間の心のメカニズムを理解する上で有用であり、その後の心理学諸理論に多大な影響を与えた。本項では、精神分析のなかでも本書のテーマに関連する部分について簡単に紹介する。

フロイトは、性的欲望のような他人には知られたくない、時には自分でも認めたくないような欲求や願望を**イド**（エス）と呼んだ。一方で、本能の赴くままに行動するのではなく、ルールや道徳意識などに従おうとする心のはたらきもあり、それを**超自我**（スーパーエゴ）と名づけた。マンガで心の葛藤を表現する時に出てくる悪魔と天使をイメージすると理解しやすいだろう。そして、両者に挟まれながら現実的に最適な道を選択して実行するのが**自我**（エゴ）である。精神分析の考えでは、イドが満たされず無意識下に抑圧された時に、心理的問題が生じるということになる。そして、そのようなイド自体が自分にとっ

て受け入れがたかったり、イドがあることによって超自我や他者から非難されたりする可能性があるため、自我はさまざまな方法を用いてイドが意識に上ってこないようにする。そのような方法を**防衛機制**（defense mechanism）と呼ぶ。代表的な防衛機制を表2-1に示す。防衛機制は、自分がつらい気持ちを感じることがないよう自分を守るために機能する正常なはたらきである。しかし、いつもワンパターンに同じ防衛機制が用いられるようになると、不適応的な状態をもたらすこともあるので留意が必要である。これらの防衛機制に関する知識は、支援対象者の行動や症状を理解する上で役に立つだろう。たとえば、「非常につらい出来事があったのに、それを忘れたかのようにケロッとしている」というような支援対象者がいたとする。「もう立ち直った」という可能性もあるが、その一方で、「あまりにつらすぎる出来事なので、抑圧や否認が生じている」可能性も考えられる。周囲の人が「立ち直った」と理解すれば、「もう大丈夫だろう」と安心して支援対象者に対する援助を徐々に減らしていくだろう。しかし、「自分で受け止めきれないほどつらい状況なのかもしれない」と理解した場合には、周囲の人もしばらくは注意して見守っていこうとするだろう。このように、防衛機制の理解の有無により関わり方が正反対になることもある。常に防衛機制が強く働いていると考える必要はないが、支援対象者に対する理解の幅を広げる視点として、頭の片隅において損はない。なお、欲求や衝動が受け入れがたいものであればあるほど、防衛機制も強く堅くなるといわれている。

　また、まだ自分のなかに受け入れられない問題や、直視したくないような自分の一面が明らかにされてしまうことは、本人にとっては恐怖や不安をもたらすため、それがカウンセリングのような対人支援の場であったとしても、それらの支援に対して拒否的な態度になることがある。それは**抵抗**（治療抵抗）と呼ばれ、心理的援助の場においてはよく見られる現象である。その表れ方はさまざまで、診察や相談への遅刻やキャンセルという形であったり、面接の場面での長い沈黙や話題の回避であったり、衝動的に大声や暴力をふるうなどの行動化であったりする。抵抗が示された場合、そこで取り上げられているテーマ

表2-1 主な防衛機制

防衛機制	内容	例
抑圧	自分にとって受け入れがたい感情や欲求、考えを意識から締め出してしまうこと。	とてもつらい出来事が起きた頃のことを思い出せない。
否認	自分にとって不都合な出来事を認めず、それがなかったかのように無視すること。抑圧とは異なり、意識はされている。	友人の恋人に対して恋愛感情を抱いているのに、それを認めない。
退行	欲求不満が生じる場面で、以前の発達段階に戻り、未熟な行動をとること。	弟や妹ができた子どもが赤ちゃん返りして、今までできたことができなくなる。
投影	自分のなかに生じた感情や欲求、考えを他人に転嫁すること。	本当は自分が相手を嫌っているのに、相手に嫌われていると思う。
置き換え	ある対象に向けられた感情や欲求を、ほかの対象に向けること。	上司に対して怒っている人が、部下に対してその怒りをぶつける。
同一視	自分にはない優れた特性をもつ人と自分を同一であると認識すること。	憧れのスポーツ選手のクセを自分も真似る。
合理化	何かにうまくいかなかった時に、自分に都合のよい理由を述べて、本当の感情や欲求を隠すこと。	タバコの害よりもタバコを止めるストレスの方が体に悪い、とタバコを止められない理由づけをする。
反動形成	自分のなかに生じた感情や欲求とはまったく反対の行動をとること。	嫌いな相手に対して、過剰に親切に接する。
昇華	本能的衝動（性衝動や攻撃性など）を、文化的・社会的に価値の高い行動に向けて発散すること。	欲求不満によって生じたエネルギーをスポーツに向けて解消する。
逃避	困難な現実的な状況を避け、空想の世界で自己を満足させたり、病気になって現実の問題から逃れたりすること。	つらいことを忘れて、空想にふける。

が支援対象者にとって重要な意味をもつ可能性があるため、支援者はその意味を考えながら、慎重に対応していく必要がある。その意味が明らかになり、支援対象者もその問題に直面する準備ができてきた段階で、抵抗そのものを話題に取り上げていくことが多い。しかし、そのタイミングを誤ると支援対象者との関係そのものが壊れることもあるので、支援者には豊かな感受性と観察力が求められる。

(3) 認知行動療法

認知行動療法（Cognitive Behavioral Therapy：CBT）は、その有効性が多くの実証的研究によって示され、世界的にも普及している心理療法である。認知行動療法の特徴は、認知（思考）、感情、行動の三者を分けてとらえ、そのなかの認知に働きかけて感情や行動に関する問題の改善を目指す点にある。その三者の関係を図2-2に示す。

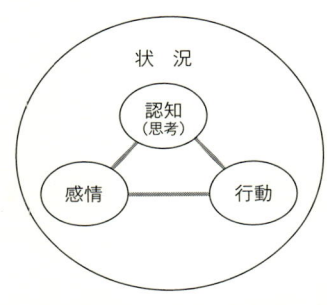

図2-2　認知、感情、行動の関係

私たちはある状況に置かれると、その状況や過去、現在、未来のことについて考える。そして、その時の「認知（思考）」に影響されて、喜怒哀楽といった「感情」の変化が起きたり、「行動」がぎこちなくなったり衝動的なことをしてしまったりする。たとえば、試合を控えた選手が「自分は下手だから、きっと試合でミスしてしまう」というネガティブな考えを強くもつと、それによって不安感が高まりプレイに集中できなくなり、練習でミスを連発してしまう。そうすると「まずい。このままじゃ試合でミスをしてしまう」と考えて、さらに不安と緊張がつのり、実際の試合でも動きが悪くなり本当にミスをしてしまうという例も珍しくはない。このように、認知、感情、行動は相互に影響を及ぼしあっている。認知行動療法では、「自分は下手だから、きっと試合でミスしてしまう」というような認知の歪みに注目し、その歪みをなくすように修正したり、本当にミスが多いのかの確認やミスをしそうな場面の練習といったような行動面を改善したりすることにより、問題を解決していこうとする。

しかし、私たちは普段「こう考えよう」と意識して何かを考えているわけではない。先ほどの例にあげた選手についても、わざわざ「ミスしてしまう」と考えたかったわけではなく、そうした考えが自然に浮かんできてしまったのだろうと思う。ふり返ってみれば、私たちが日頃考えていることの多くは、そのように自然と浮かんできたものではないだろうか。これを読んで、「え？　そ

表2-2 歪んだ認知のパターン

パターン	内容	例
白黒思考	物事を白か黒かどちらかの極端に考えること。	「完璧にできないなら、やらない方がましだ。」
べき思考	あらゆることについて「〜すべき」「〜すべきでない」と考えて、それができないと自分や他人を責めたりすること。	「人から嫌われてはいけない。」
根拠のない決めつけ	根拠もないのに悲観的な結論を出してしまうこと。	友だちとすれ違ったのに気づかれなかった時に、「自分は嫌われた。」
マイナス化思考	なぜか良い出来事を無視して、むしろ悪い出来事のように考えてしまうこと。	良い成績をとったとしても、「今回はラッキーだっただけだ。本当の実力が出てしまったら、能力がないことがばれてしまうだろう。」
心のフィルター	たった一つの良くないことにこだわって、そればかりをクヨクヨと考えてしまうこと。	一度メールの返信が来なかったことを、いつまでも考えてしまう。
過大評価と過小評価	自分の失敗を過大に考え、長所を過小評価すること。	失敗した時には「やっぱり自分はダメだ」、成功しても「誰でも成功していることだ。」
過度の一般化	たった1回か2回でも良くない出来事があると、すべてのことが同じような結果になるだろうと考えてしまうこと。	たった1回うまく発表できなかっただけなのに、「自分は話すのが下手だ、だからいつも発表は失敗する。」
自己成就的予言	自分で悪い予測を立てて行動すると、そのために緊張して本当に失敗し、その予測をさらに信じるようになること。	「ミスするのでは」と思って行動して、そのせいで緊張し、本当にミスする。
感情的決めつけ	自分の感情が、現実を反映していると考えてしまうこと。	「私は希望を感じられない。だから、今の問題を解決することはできない。」
自己関連づけ	何か悪いことが起こると、本来自分には責任のないようなことについても自分のせいにしてしまうこと。	友だちの機嫌が悪かった時に、「自分が何か悪いことをしたのかも。」

んなことないだろう」などと考えた人は、今浮かんだその考えをみずから思い浮かべようとして考えただろうか？ その考えが勝手に頭に浮かんできたものと考えてみてほしい。そしてそのように自然と思い浮かんでくる考えを**自動思考**と呼ぶ。実は、私たちは自動思考によって左右されているのである。しかも、その自動思考がパターン化されている場合も少なくない。もしも、そのパター

ンがポジティブなものであれば、いつでも楽観的な考えが浮かぶかもしれないが、反対にネガティブなパターンであれば、いつも物事を悲観的にとらえるだろう。認知行動療法に関する研究によって、歪んだ考え方のパターンが明らかにされている（表2-2）。

　認知行動療法では、それらの**歪んだ認知のパターン**に気づき、それらを修正していくためのさまざまな技法が開発されている。しかし、認知行動療法を実施するにあたりもっとも重要なことは、自分自身の認知、つまり考え方が歪んでいるかもしれないということに気づくことである。考えの主体である本人にとっては、その考え方は当然のものであり、普段の生活のなかでそれを疑うことはまずない。自分の考え方や感じ方に疑問をはさみ、それとは異なる認知ができるようになるためには、工夫と手間と慣れが必要である。したがって、最初はぎこちなく、新しい認知をしようとしても、しっくりこないことが多い。これは、たとえて言うなら、野球のピッチングフォームを変えるようなものである。なじんだフォームを変えようとすると、最初はぎこちなさしか感じられず、かえって違和感が残ったりする。しかし、それをくり返していくことで、しだいに身体になじんで自分のフォームになってくる。認知行動療法もそれと似ており、意識して創った新しい考えに気持ちよさを感じるようになるには、練習が必要である。実際の認知行動療法において、面接だけでなくホームワークも重視されるのはそのためである。

（4）応用行動分析

　応用行動分析（Applied Behavioral Analysis：ABA）とは、**行動分析学**に基づいて日常の問題を解決するための方法であり、広くは認知行動療法の一種とされることもある。行動分析学が徹底して行動に注目し、環境を操作することによって人間や動物の行動がどのように変化するのかを研究する学問であることから、応用行動分析でも観察可能な行動と環境に焦点を当てている点が特徴である。また、日本では発達障害をもつ子どもの療育方法として普及しているが、残念ながらそれ以外の分野ではそれほど広く知られているとはいえない状況に

ある。応用行動分析は人間や動物のすべての行動を対象としており、あらゆる対象に利用可能な理論および方法である。ここでは基本となる原理を紹介する。

①三項随伴性

応用行動分析は、**オペラント条件づけ**という心理学の学習理論を基礎としている。オペラント条件づけでは、まず先行刺激（Antecedents）が存在して、それが行動（Behavior）を引き起こし、さらに行動の後になんらかの結果が生じるというように、図のような3つの一連の流れと考える（**三項随伴性**）。たとえば、男の子が駄菓子屋の前を通りかかったとする。店の前には、子ども心を惹きつけるガチャガチャの機械が置いてあった（先行刺激）。ちょうど小銭を持っていたその男の子は、お金をいれてガチャガチャを回してみた（行動）。すると、なんと男の子が大好きな戦隊ヒーローのミニチュアが当たった（結果）！　そして翌日も同じように駄菓子屋の前を通ると、同じようにガチャガチャがあった。小銭も持っている。その子はどうするだろうか？　おそらく、またガチャガチャを回すだろう。しかし、1回目のガチャガチャで、可愛らしいリボンが当たったとしたらどうだったであろう。

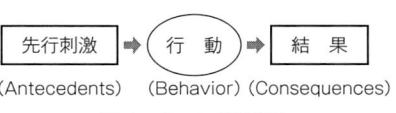

図2-3　三項随伴性

せっかくなけなしの小銭を出したのに、男の子にとって嬉しくないアイテムが出てきてしまったら、もうそのガチャガチャはやらなくなるだろう。つまり、行動はそれが引き起こす結果によって左右されるということである。当たり前のようにも思えるが、意外なほどにこの視点が忘れられていることも多い。

②強化と弱化

本人にとって望ましい結果が伴って（たとえば、お金がもらえる）その行動が増えることを**強化**と呼び、行動を強化させる刺激を**好子**と呼ぶ。逆に、本人にとって嫌な結果が伴って（たとえば、無視される）その行動が減ることを**弱化**（または罰）と呼び、行動を弱化させる刺激を**嫌子**と呼ぶ。これらの好子や嫌子が現れたり消えたりすることで行動の頻度が変化するわけである。ある行動とその前後での環境の変化との関係を**行動随伴性**と呼ぶが、そのパターンには4種類あると

表2-3 4種類の行動随伴性

(1) 好子出現による強化
　　行動の直後に好子が出現すると、その行動の頻度が増加する。
(2) 好子消失による弱化
　　行動の直後に好子が消失すると、その行動の頻度が減少する。
(3) 嫌子出現による弱化
　　行動の直後に嫌子が出現すると、その行動の頻度は減少する。
(4) 嫌子消失による強化
　　行動の直後に嫌子が消失すると、その行動の頻度は増加する。

されている（表2-3）。好子や嫌子が現れる時だけではなく、消える時にも行動の変化が生じることは、日常生活をふり返ってみれば思い当たることがあるだろう。これらのパターンを理解することは、適応的な行動を増やし、不適切な行動を減らすことを目指した介入に役立つはずである。また、問題行動が多い支援対象者とのかかわりで困っている場合には、現在の周囲の関わり方を行動随伴性の観点から見直してみることも有効であろう。

(5) システム論的家族療法

なんらかの心理的な問題や症状をもつ人がいた場合、その問題や症状をもつ個人が支援の対象となることが多い。しかし、システム論的なアプローチでは、家族を一つのまとまりをもったシステムと考えて、問題を示している個人ではなく、その個人が所属する家族システムを支援や治療の対象とする。**システム**とは「相互に影響しあう個々の要素から構成される一つのまとまり」を意味する概念である。システムという視点から心理的な問題を理解すると、たとえば、家族のなかのあるメンバーが問題行動を示していれば、それはそのメンバー個人の問題ではなく、本来の機能が発揮できていない家族システムの問題と考える。そして、その家族システムの影響を強く受けた個人に家族全体の問題が現れたと理解する。このような枠組みで行われる心理療法は、**システム論的家族療法**、または単に**家族療法**と呼ばれる。家族療法の考え方のなかにはいくつか特徴的なものがあり、問題行動を多面的に見る際に役立つので簡単に紹介する。

①ホメオスタシス

ホメオスタシスとは、生物において内部環境を一定に保とうとするはたらき

のことである。体温であれば、外部の温度が高い時は汗をかいて体温が上がらないようにし、低い時は血管を収縮させるなどして体温の低下を防ぐ。同様に、システム論では家族も一つのシステムととらえ、家族の状態を一定に保とうとするはたらきが自然に備わっていると考える。たとえば、夫婦間の関係が悪くなり、それまでまとまりのあった家族がバラバラになりそうだったとする。その時に子どもになんらかの問題行動が現れることで、夫婦が再び協力して子どもの問題解決に当たらなければならなくなり、その結果、家族としてのまとまりが維持されるということがある。この視点に立てば、子どもの問題行動のみをなくしたとしても夫婦の関係が悪いままならば、家族システムとしての問題は解決しておらず、いずれまた別の問題が生じてくることが予想できる。このように、家族システムを維持するために問題行動が生じていると考えれば、問題の解決のためには家族システムの機能回復（たとえば、夫婦関係の回復）や、新しい家族システムへの変更（たとえば、離婚）が必要であると考えることができる。

②円環的因果律

たとえば、子どもが問題行動を起こしたとする。その際に一般によくなされるのは、「母親が過干渉」「父親が家庭に無関心」といった原因があり、その結果として子どもの問題が生じたという考え方である。ある原因によってある結果が引き起こされるというこの考え方は、**直線的因果律**と呼ばれる。それに対して**円環的因果律**という考え方がある（図2-4）。円環的な考え方では、家族のメンバーは相互に影響しあっているため、特定の原因（犯人）があるのではなく、家族全体が悪循環にはまっていると理解する。上の例を使えば、「子どもが問題行動を起こす」と、「父親が母親の育て方を責め」、それに対して「母親がこうした時だけ口を出す父親に反発する」と、「父親は家庭から離れる」ようになる。すると「母親は子どもにますます干渉」し、「子どもは

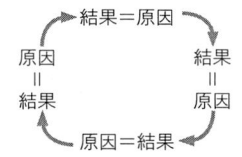

図2-4　直線的因果律と円環的因果律のイメージ（遊佐, 1984）

母親の干渉に反発して問題行動を起こす。」そして再び、「父親が母親の育て方を……」というような悪循環があると考えるのである。直線的因果律はいわゆる普通の考え方でありわかりやすいが、複数の人間関係が絡んだ複雑な心理的な現象を把握するには単純すぎるものである。直線的因果律では、特定の原因がなくならなければ解決できないことになるが、円環的因果律では、負の連鎖のどこか1ヵ所を変えられれば悪循環を抜け出すことができるため、介入の可能性が広がるのである。

■■■ 2．支援対象者へのかかわり ■■■

　支援を必要とする対象者に対して、どのように関わるのがもっとも援助的であるのか。臨床心理学やカウンセリング心理学の分野では、相談に来たクライエントに対する面接技法や、グループを活用した関わり方について研究と実践が積み重ねられている。

（1）建設的な変化のための条件

　クライエント中心療法の創始者として有名な**ロジャーズ**（Rogers,C.）は、クライエントが建設的に変化するための6条件を示した（表2-4）。このなかの③から⑤は、セラピストの3条件としてよく知られている。つまり、「セラピストはカウンセリングの場面で感じたり考えたりすることにみずから気づき、それを否定しないこと」、「クライエントが経験しているあらゆることをクライエントの一部として受け入れ尊重すること」、「クライエントの経験したことをあたかも自分の経験のように感じながらもセラピスト自身の経験とは混同しないこと」というものである。ロジャーズは、これらの条件は必ずしも心理療法の場面にかぎって適用されるものではなく、この条件を満たすあらゆる場面で建設的な変化が生じるだろうと述べている。当然、看護や地域保健の場面にも適用できると考えられる。上記のような関わり方に関する態度的な条件が満たされていなければ、次に述べる具体的な面接技法も表面的なかかわりにとどまる

表２-４　建設的な変化のための条件

①二人の人が心理的な接触をもっていること。
②クライエントは、不一致の状態にあり、傷つきやすく、不安な状態にあること。
③セラピストは、その関係のなかで一致しており、統合していること。
④セラピストは、クライエントに対して無条件の肯定的配慮を経験していること。
⑤セラピストは、クライエントの内的照合枠を共感的に理解しており、この経験をクライエントに伝えようと努めていること。
⑥セラピストの共感的理解と無条件の肯定的配慮が、最低限クライエントに伝わっていること。

可能性もある。したがって、これらを単なるお題目として知っておくだけではなく、それをどのように具体的なかかわりに結びつけていくかを考えていくことが大切だろう。

（２）援助場面における面接技法

　カウンセリングで用いられる面接技法について、さまざまな立場から検討がなされている。そのなかでも、アイビイによるマイクロカウンセリングや、カーカフによるヘルピングの援助技法がよく知られている。とくに、**カーカフ**（Carkhuff, R.R.）の理論はカウンセリングの場面に限定せず、それを広く日常生活の人間関係にも役立つ援助技法に組み立てなおしていることから、本書の読者である看護関係者にも有用性が高いと考える。そこで、ここではカーカフの援助技法について紹介する。

　カーカフは、ヘルパー（援助者）の**援助的人間関係技法**はヘルピー（支援対象者）の内面的成長を援助する役目をするものであるとして、「**かかわり技法**」「**応答技法**」「**意識化技法**」「**手ほどき技法**」の４種類の援助的人間関係技法を提唱した。

　まず、援助をするためにはヘルピーとのあいだに関係が築かれなければならない。「かかわり技法」とは、相手をくつろがせるような会話をしたり、相手に注意を払ったりして、ヘルパーがヘルピーに関心をもっていることを示し、ヘルピーを援助関係に参入させるための技法である。

　援助関係に入ることができたならば、次にヘルパーが行うのはヘルピーの自己探索を促すことである。ヘルピーの話す出来事、感情、意味をくり返したり、

その内容を整理して言葉にしたりして、ヘルピーに伝えていく方法が「応答技法」である。

援助関係の中間段階では、さらにヘルピー自身に自己理解を深めさせるために「意識化技法」が用いられる。具体的には、ヘルピーの経験がもつ意味をヘルパーが自分自身のものとしてとらえていくことを通して、ヘルピーも問題の責任が自分自身にあると考えられるようになることを手助けする。

そして、その問題を解決するためには具体的にどのようにしたらよいかを示すのが「手ほどき技法」である。問題解決の最終目標や当面の目標を明確にし、それらの目標を達成するための現実的で実行可能な計画を考えていき、ヘルピーが実際に行動に移すのを助ける。

そのようにして実際に行動したら、必ずなんらかの結果が生じる。最後に、ヘルパーはその結果をヘルピーにフィードバックする。もしも期待したような結果が得られたのであれば、この問題に関する援助関係は終結する。しかしそうでなかった場合は、実際に行動した時に何が起き、何を感じ、どのような意味があったかをふり返り、その問題をどのように理解し、次回はどのようにすれば問題を解決できるかを考えるというように、これまでの過程を再度くり返していくことになる。

以上、カーカフの援助的人間関係技法の概要のみを簡単に示した（図2-5）。より詳しく知りたいという読者は参考文献を読んでほしい。

(3) グループ・アプローチ

私たちは、常になんらかの集団に属し他者と交流しながら生活している。他

ヘルパーの援助的人間関係技法	事前段階 かかわり技法	第1段階 応答技法	第2段階 意識化技法	第3段階 手ほどき技法
ヘルピーの内面的成長技法	参入	自己探索	自己理解	行動化

フィードバック

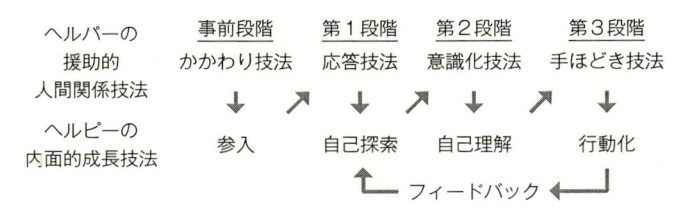

図2-5　援助的人間関係の段階図（カーカフ，1992）

者との交流は、時にストレッサーともなるが、ソーシャルサポートとしてストレスを軽減するはたらきもある。それだけでなく、集団での活動は個人の成長を促すはたらきもある。**グループ・アプローチ**とは、「自己成長をめざす、あるいは問題・悩みをもつ複数のクライエントに対し、一人または複数のグループ担当者が、言語的コミュニケーション、活動、人間関係、集団内相互作用などを通して心理的に援助していく営み」（野島，1999）とされ、**エンカウンター・グループ**、**集団心理療法**、**ソーシャル・スキルズ・トレーニング**（SST）など、さまざまな活動がされている。かぎられた支援者でも多くの対象者を支援できるというメリットもあるが、グループ・アプローチのもっとも重要な点は集団内の相互作用にあるといえるだろう。しかし、対人関係がストレッサーにもなるように、グループのありようによっては参加者が傷ついてしまう危険性もある。そのため、グループ・アプローチを実施しようとする支援者は、実施しようとするアプローチの背景を十分に理解した上で、さらにみずからがグループ体験、ロールプレイ、スーパーヴィジョンなどを受けて研修を積んでおくことが必須である。

また、支援対象者同士がグループを作って支えあう**セルフヘルプ・グループ**も数多く存在している。アルコール依存患者の断酒会は有名であるが、そのほかにも癌患者、HIV感染者、摂食障害患者などさまざまな疾患についてグループ活動がなされている。ここで支援者のできることは、支援対象者同士をつなぐことと、グループの運営に関してグループのリーダーやメンバーの相談に乗ることである。そのためにも、支援者はグループのメリットやデメリットについて十分に理解しておくことが必要である。

3．本章のまとめ

この章では、看護の分野においても有用だと思われる臨床心理学の理論をいくつか紹介した。たとえば、問題行動をよく起こす支援対象者をどのように理解すればよいのかわからない場合には、精神分析や認知行動療法に関する知識

が役に立つかもしれない。また、そうした人たちにどう関われば問題行動が治まるのかについては、応用行動分析の考え方が活用できるかもしれない。もしも支援対象者と関係を作ることに困難を感じているなら、基本的な面接技法を身につけると関わりやすくなるかもしれない。読者各自の問題意識によって、関心が向いた理論は異なるであろう。紙面の都合上、それぞれの理論を十分に紹介することはできなかったが、関心が向いた理論がもしも見つかったならば、ぜひ自己学習して日頃の看護に役立ててほしい。 （佐藤　純）

図書案内

H. カーシェンバウム・V.L. ヘンダーソン編　伊藤博・村山正治訳（2001）．　ロジャーズ選集（上・下）──カウンセラーなら一度は読んでおきたい厳選33論文　誠信書房：心理療法に多大な影響を与えたロジャーズの著した代表的な33本の論文が収められている。論文といっても、事例の逐語録やエッセイのようなものも含まれており、それぞれの論文も長くないため、とても読みやすい。

伊藤絵美（2005）．　認知療法・認知行動療法カウンセリング初級ワークショップ──CBTカウンセリング　星和書店：認知療法・認知行動療法の基本について解説された一冊。図や会話例が豊富に示されており、はじめて学ぶ人でも大変理解しやすくなっている。

＊引用文献＊

カーカフ R.R.　国分康孝監修・(社)日本産業カウンセラー協会（訳）(1992)．ヘルピングの心理学　講談社

倉光修（1995）．現代心理学入門5　臨床心理学　岩波書店

野島一彦（1999）．グループ・アプローチへの招待　野島一彦（編）　グループ・アプローチ　現代のエスプリ　至文堂

遊佐安一郎（1984）家族療法入門　──システムズ・アプローチの理論と実際　星和書店

Chapter 3 人間関係における カウンセリング理論

■キーワード：受容・共感・自己一致■
　この章では、看護師にとって大切な対人関係のトレーニングの一部としてカウンセリング理論の入門部分と、「来談者中心療法」について解説する。

■■■ 1. 対人関係とカウンセリング ■■■

　看護師の仕事の大部分は人に会うこと、人と話すことが主体である。ある時には積極的に話しかけ、またある時にはじっと相手の話に聞き入ることが要求される。看護師は患者と立ち話をする場合も、ベッドサイドで話を聞く場合もあるが、対面式で話しあう場合には次のような注意が必要である。

　欧米風カウンセリングでは目と目を合わせるように指導されるが、日本では相手のネクタイの結び目あたり、女性で言えばネックレスの石があるあたりに視線を合わせると良い。また、面と向かいあうよりも、90度法といってテーブルの角に斜めに向かいあうように座り、平行法といって同じテーブルのとなりに座る方が緊張しにくい。また、ソファの場合、斜め向かいに座る方が圧迫感は少ない。

　また、相手の話をこちら側が興味をもって聞く「**積極的傾聴技法**」という方法を用いる。相手の話を聞きながら想像したり、疑問点を質問したりする。また、病気をもつ人に対しての基本的な配慮が必要である。このような点は、看護師ならば誰でも習得しているように考えられがちだが、忙しい病院や機能が分化している病院などでは、事務的な対応となってしまう場合もあり、注意が必要である。看護師にとってカウンセリングを学ぶ必要があるのは、相手の話を「聞く」ためである。往々にして医療者は指示、指導的な言動をとりがちで

ある。しかし患者の考えや気持ちを知らなければ、適切なケアを行うことができない。以下、患者と良好なコミュニケーションをとるためのカウンセリングの技法のいくつかのポイントを紹介しよう。

《話のきっかけ》こちらから話しかける場合、天気の話やこの病院にどうやってきたのか？バスは混んでいなかったか？などの多くの人に共通する話題から切り出す方が、自然である。

《あいづち》話を聞いていると無意識に「はい」「そう」「ふむふむ」などのあいづちが出てくる。あいづちをしながら話を聞いていると、相手は一通りの話をしてくれる。

《いいかえ》相手の話を「いつ、どこで、誰が、何を、どのように、なぜ」などの部分をまとめて言いかえすことである。

例「なるほど、急な入院になったからと、娘さんに呼び出されたのですね。」

《感情の反映》相手が自分の気持ちにぴったりの感情表現を探している時に、こちらが相手の感情を推理したりして、一歩先に相手の気持ちを表現する技法である。

例　患者「突然、手術といわれて、なんというか……。」
看護師「驚いたというか、とまどうような気持ちですか？」

このような方法で相手の感情を明確化していく。

《ポジティブ・メッセージ》相手に対して、その存在や行動や考え方、感じ方を肯定的に受け止め、表現することである。薬を飲む、あるいは診察に定期的に通うなどの状況のなかにも、苦しい場面がある。このような時に、治療に前向きに取り組む患者の姿を肯定し、メッセージを発すること自体が、患者の自己肯定感を高めることになる。

上記に述べたカウンセリングの技法は、相手との関係を作るための部分であり、気持ちの問題を解決したり、相手の考えを変容させたりする技法は含まれていない。このようなカウンセリングの技法は『**マイクロ・カウンセリング**』（アレン・アイビイによる）という方法で学ぶことができる。ほかにも**問題解決法**につながるカウンセリングの技法として、認知行動療法が最近では多く取り上

げられている。カウンセリングの理論には、「**精神分析**」「**来談者中心療法**」「**行動療法**」「**認知行動療法**」「**交流分析**」「**ゲシュタルト療法**」などがある。本書ではそれぞれを詳細に述べることはせず、次節で「来談者中心療法」を紹介する。

■■■ 2. カウンセリング理論：ロジャーズの理論を中心に ■■■

　本章の目的は、看護師の人間関係の基礎としてよく取り上げられる、ロジャーズの理論について解説することである。筆者は長くカウンセリングの理論や心理療法の理論を歴史的見地から検討してきた。しかし、看護師の世界において、なぜロジャーズの理論が重視されてきたのか現時点では不明である。おそらくロジャーズの理論は、臨床心理学の領域ではカウンセリングの初心者が必ず学ぶものであるため、看護師にカウンセリングの初歩を教えるために導入されたのではないかと推察される。

　ロジャーズはアメリカの臨床心理学の領域ではすでに古典に属する、カウンセリングの実践と理論の大家である。もともと精神分析を学び、精神分析の解釈では患者が治らないということに気がつき、「**来談者中心療法**」を開発した。ここでふれる「**受容**」「**共感**」「**自己一致**」は、そのロジャーズの理論の根幹に関わる部分である。ロジャーズの理論は、基本的に契約の上で行われるカウンセリングを想定している。看護師の場合、患者との関係が契約上のカウンセリングと異なる場合があると考えられるが、看護師向けのほかの成書においては、人間関係の基本としてロジャーズが紹介されている場合がほとんどであるため、本書でもこの問題を取り上げる。

　ロジャーズの理論は「**自己理論**」と呼ばれ、以下のような特徴がある。

　《**人間観**》人間には、本来的に自己実現しようとする力があると考える。種が地面に植えられると自然に芽が出るように、人間には本来、自分の力を伸ばし、良い方向へ進もうとする力があるとする。

　《**性格論**》後天的に成長するあいだにできた自己概念（自分へのイメージ）が性格特徴を作り出す。クライエントが自分自身をどう捉えているかという主観的

な世界を重視する。

《問題の発生と治療目標》 自己概念（思い込みの自分）と経験（ありのままの自分）とのずれが問題の発生や神経症の発生をまねく。治療目標は安心できる環境のなかで（カウンセリングの関係のなかで）あるがままの自分に気づき、自己概念を作り直すことである。

《カウンセリングの実施上の課題》 カウンセラー側の聞く態度のうち、「受容」「共感」「自己一致」という3つの態度がきちんと行われていれば、自然にクライエントに変容が起こると言われている。この理論から、来談者中心療法では、カウンセラーがカウンセリング中の声を録音し、逐語録を起こし、「受容できていたか」「共感できていたか」「自己一致していたか」をふり返るトレーニングが行われている。

（1）ロジャーズの自己一致について

ロジャーズの理論の中に「**自己一致**」がある。カウンセラー自身の心の中とカウンセリングのなかで発する言葉が一致していることを指す。カウンセリングを行う者が、自分の心の中と裏腹のことを言えば、クライエントは混乱してしまう。クライエントは、それまでの人生のなかで、散々裏切られた体験があり、失望を感じて来た人たちであることが多い。そのような体験をした過去から、クライエントは、カウンセラーのちょっとした表情や動きから、カウンセラーの本当の気持ちを読み取る。そして、カウンセラーが心の中で思っていることと、口頭で言ったこととのずれにも敏感に反応するのだ。

口頭で言っていることと、本当に思っていることとのずれというのは、これまでは「ダブルバインド」理論として研究されてきた。日本にも同じような理論があり、それは本音と建前と言われる。本音と建前を使い分けるのが日本人、そして大人であると理解されている。しかし、クライエントはその多くが発達の過程で問題を抱えている人である。子どもの時に、本音と建前の違いがわからず、混乱し、そこに気持ちがとどまっているかもしれないのである。だからこそ、治療者がダブルバインド状況を使えば、すぐに彼らは「またあの時と同

じだ」「あの時の大人と一緒だ」と思い、心を閉ざしてしまう可能性がある。

　カウンセラーは捜査する刑事ではないのだから「口を割らせる」必要はない。つまり、まだ心の準備ができていないのに、無理にクライエントに話をさせる必要はないのだ。

　しかし、クライエントは「わかってもらえない」という気持ちとともに「わかってほしい」という気持ちをもっている。自分の心の中の苦しい、暗い思いを本当は誰かに話したいという気持もある。しかし、同時に話すことは恐ろしいことでもある。そこで彼らは、治療者がダブルバインド状況を使っているかどうかを敏感に察知しようとする。看護師だから、援助者だから、口だけで言っているのではないかを、試そうとする。彼らは建前を嫌う。彼らは、本当の人間に出会いたいのだ。そこが精神科であろうが、どんな場所であろうが、本当の人間に出会いたいのだ。

　治療者が自己一致するためには、治療者の側が、本当の自分の心を知らねばならない。これまで、精神の治療を志す者の多くが、依拠してきたフロイトは、治療者の自己分析を勧めた。「**教育分析**」といって、治療者自身がカウンセリングを受けることを勧める学派もある。ロジャーズは、エンカウンターグループを勧めている。個別であれ、集団であれ、自分の心の中を告白し、受け入れられた人は、誰かの話を聞き入れ、受け入れることができるようになる。本来の意味で治療者が自己一致するためには、彼らもまた深い自己理解をしなければならない。

　私は治療者だ、彼らは病者なのだから、「治療を施しているのだ」というような一方的な関係は、彼らがもっとも嫌うものである。だからこそ、治療者の力量が試されるのだ。「私は医者だ」「看護師だ」などの治療の場における防衛を彼らは簡単に崩してしまう。そうなれば治療者も「人間として」彼らに対することとなる。「人間として？」そこには治療者になった自分の姿が、鏡に映し出される。治療者もまた人間であるのだが、なぜ援助の仕事を選んだのだろうか？　治療者もまた、かつて大人の本音と建前とのあいだで、苦しんだのかもしれない。なんらかの事情で人生に絶望した者なのかもしれない。しかし、彼らは今は治療

2. カウンセリング理論：ロジャーズの理論を中心に　　35

者となってそこにいるのだ。そこには深い自己理解があり、「自己一致」がある。「自己一致」のある者を、彼らは治療者として選ぶ。カウンセラーはクライエントに選ばれるのだ。その逆はない。「医師です」「看護師です」「学会認定認知行動療法家です」といくら名乗ったところで、クライエントは来ないのだ。

　大学病院においては「大学病院だ」という理由で、患者は来るだろう。しかしそのなかでも、「患者の話を聞き出せる看護師」とそうでない看護師が出てくるのではないのだろうか？　究極的には、その看護師が「自己一致」していれば、患者はその看護師に心を開いてくれるだろう。

　なぜ「自己一致」が必要なのか。カウンセラーとなる者が、自分自身の心の中を探求し、それを言葉にできるものでなければ、彼らの話を聞き取り、そのなかにある感情を明らかにすることができないからだ。私たちが相手の話を聞く時、相手の表情や言葉から何かを読み取る。その時に使っているのはわれわれの五感である。われわれ治療者の「心」しか、相手を感じ取る道具はないのだ。つまり、料理人が包丁を研いでおくのと一緒である。包丁のみが道具なら、その包丁が錆びていては、料理はできない。たとえば「患者さんはこんな様子でした」といって、先輩看護師のアドバイスを受けるにしても「こんな様子でした」と彼らを見たり、聞いたりするのは、たとえ新人看護師田中さんであっても、やはり田中さんその人なのだ。

　医療の勉強をした、「看護師」の資格をとった、われわれを防衛する要素は多くある。しかし本当にそこにいるのは人間と人間なのだ。その事実を忘れていてはそこに「本音」と「建前」がすでに生まれている。

　こういう意見もあるだろう。「人間と人間としてやっていては、すぐにバーンアウトしてしまう」。治療者は自分自身を守らなければならないと。はたしてそうだろうか？　クライエントは、自分を治してくれない人のところからは立ち去る。クライエントは、自分の生死をかけて、治療者を探しているのだ。治療者が自分を治してくれないと知れば、彼らは立ち去る。治療者のところには、自分が扱える内容のクライエントしか来ない。その中で治療者はすこしずつ、治療できる範囲を広げていく。治療者もまた、クライエントの回復とともに

に回復していくのだ。

（２）「受容」について

　ロジャーズの言う「**受容**」というのは、「**非審判的**」に聞くということである（ロジャーズの解説本には「聴く」という言葉を使う本があるが、文字そのものが重要ではないので本書では「聞く」を使う）。「非審判的」とは何か。

　たとえば「自分は父親を殺そうとした、あの人には死んでもらいたい」という言葉をクライエントが言ったとしよう。その時に「殺そうとした？」（それってだめなのでは、殺人なのでは？）などの動揺が治療者の心の中に生まれる。あるいは「怖い」という気持ちが心の中に生まれる。この気持ちを黙認してはいけない。「今の言葉を聞いて、私はとても怖いけれど、あなたが、それほどに死んでもらいたいと思っているというのは何かわけがあると思うから、それをもう少し教えてください」と聞いてみる。つまり、「あなたが父親に死んでほしいという気持ちはよくわかります」とは言わないのだ。あなたに、「死んでほしい」というくらい、"憎い気持ちがある"というのは、わかりましたということを、伝えるのだ。

　受容というのは、この場合には患者が人殺しをすることを認めたり、人殺しするように推進することではない。受容というのは「そのような気持ちがあるということを理解する」ということだ。むしろ「気持ちを心の中から出す」（ここでは話す）ことによって、心理学で言う「行動化」が防げることになる。看護師は（専門のカウンセラーではないという意味で）治療者ではないのでは？という意見もあるだろう。しかし、精神科で夜中に患者が「話を聞いてほしい」といった時に、現実問題として話を聞くのは看護師ではないのだろうか。今は、有料のカウンセリングが増えている。とはいえ「だからカウンセリングに行けばいいでしょう」と、それほど物事は単純ではない。患者にはカウンセリングに行く時間の余裕も、お金もないかもしれない。死のうと考えて薬を100錠飲み、救急車で病院に運ばれてきたかもしれない患者の話を聞くのは、現実問題として看護師なのだ。

「死ぬのは間違っている」「もう二度とこんなことはしないでください」と言うことも必要だろう。しかし「死のうとした理由」「なぜ今薬を飲んだのか？」の話を聞くのも看護師なのだ。そこには「話を聞くということについての開かれた態度」が存在しなければ、患者は話してくれない。「この人になら話せる」と一瞬で思ってもらえることが必要だ。
　ここにカウンセリングをすることにおいての、トレーニングの矛盾が生じる。カウンセリングの講座に通って、「受容」のロールプレイをしたから、受容できるようになる、というものでもないのだ。そこには相手の役に立とうとする、素朴な関心、ただそこに人間としていることができるかどうかという問題が横たわっているのだ。

（３）「共感」について
　資料によっては、「**共感**」の定義は「あたかもその相手が体験していることを自分が体験しているように感じること」とあるが、相手と自分が別の人間である以上、それは不可能である。つまり不可能なことに挑んでいることにはじめから気がついて「共感」を行う必要がある。
　たとえば相手が失恋していたとしよう。「私も失恋の経験があるから、それと同じかな」と考えてはいけない。異性に拒絶された時の感情的な苦しみは、やはり人によって異なっている。それでは「共感」なんてできないではないか？そうである。相手が苦しんでいるのと同じように苦しむことはできない。それは「嘘」である。それでは、「共感」が必要なのはなぜか。「共感」しようとするカウンセラーの姿にクライエントは癒されるからだ。
　この人は自分の話を聞き、「気持ちを理解しようとしてくれている」ということが、クライエントを癒すのだ。クライエントは孤独感から救われるかもしれないし、少なくともしばらくは生きていようと思えるかもしれない。しばらくは生きていようと思い、通って話をしているうちに新たな人生の方向を見つけ出すかもしれない。そのような効果が「共感」にはあるため、「まったく同じ感情をカウンセラーのなかに生み出す」ことが必要なのではなく「共感」し

ようとすることが大切なのだ。そうでなければ、非行少年に会うには、同じく非行した者でなければ共感はできない、ということになる。補足的に述べれば、治療的にこのような原則にそっているのが自助グループということになるが、本章では看護師が専門的に話を聞く場合について述べた。

■■■ 3. ま と め ■■■

　以上述べてきたことは、筆者が17年間の経験を経て感じ、考えていることである。日本においてカウンセリングを行ってきた筆者の体験であるため、翻訳紹介である一般的なロジャーズの解説書とは異なっているかもしれない。しかし、ロジャーズはアメリカ人であり、本来のロジャーズ理論を学ぶにはアメリカに行くしか方法がない。英語を日本語に直す、というカウンセリングの翻訳紹介は戦後すぐから行われており、そろそろ日本での実践からの文章が現れてもよい時期である。

　なお、ロジャーズの理論についての研究や、ロジャーズの理論に基づく実践研究は、日本でも多く行われており、ロジャーズ全集の翻訳もなされている。カウンセリングに興味のある方は参照していただきたい。　　　　　（安齊　順子）

図 書 案 内

国分康孝著（1981）．カウンセリングの理論　誠信書房：「精神分析」「交流分析」などのさまざまなカウンセリング理論をわかりやすく紹介している。

杉原一昭監修（2003）．はじめて学ぶ人の臨床心理学　中央法規：臨床心理学のさまざまな理論をコンパクトに紹介している。

諸富祥彦著（1997）．カール・ロジャーズ入門　コスモス・ライブラリー：来談者中心療法を創始した人間・ロジャーズを焦点を当ててその思想形成の歩みを紹介している。

引 用 文 献

岡堂哲雄編（2000）．ナースのための心理学　人間関係論入門　金子書房

小島通代他著（1999）．ナースだからできる5分間カウンセリング　医学書院

Chapter 4 共依存

■■キーワード：co-dependence（共依存）、enabler（イネイブラー）、detachment（脱愛着）■■

　筆者が大学生だった頃、草食系男子、肉食系女子という言葉はなかった。近年そのような言葉に耳馴れて久しい。大学に勤務していると、時おり授業の終わりなどに女子学生が男子学生を引きずって教壇の近くにやって来る。何を言うのかと思えば、「先生、最近私ばっかり彼にメールして、デートに誘って、私ばっかりおごってる。先生から注意してください」と言うのである。ここ数年、1年に1回くらいはあるだろうか。「なぜ私が……？　多少は若いからだろうか？」と思いながら、めんどくさそうな顔の男子学生に「もうちょっと女の子をリードした方がいいと思うよ」と言ってみたりする。そうして勝ち誇ったような顔をしている女子学生を男子学生から引き離し、「あなたもそんなに彼の世話をするのはやめなさい」と言う。心のなかでは「別れた方がいいかもしれない」と思いながら。依存症の臨床に携わるようになってから、依存症者の隣にいる共依存症者の存在に気がついたからだ。

1. アメリカの医療現場における「共依存」概念の登場

　共依存とは、依存症者と依存症者に対して世話をする優しい配偶者、親、きょうだい、友人、医療関係者との関係性の問題を示した言葉である。具体的な診断名のある病名ではないが、依存症治療において非常に重要な概念である。
　メロディー・ビーティ（Beattie M., 1987　村山訳 1999）によれば、アメリカの医療現場に「共依存症」という言葉が登場したのは、1970年代後半である。誰が最初に使い始めたのかはわからないが、ミネソタ州の何ヵ所かの依存症の治療センターで、ほぼ同じ頃から使われるようになった。その当時の基本的な考

え方は「共依存症とは、アルコール依存症者との関係に束縛されて生きてきた結果、人生を台なしにされてしまった人」というものだった。

その後、共依存の定義は拡大し、依存症者が家族の方から受ける影響も着目されるようになった。また、アルコール依存症者だけでなく、過食・拒食、ギャンブル、異常な性的衝動のある者などとその家族との関係にも共依存の問題があることや、看護師、カウンセラー、ソーシャルワーカーなどの援助職にも共依存の問題があるといわれるようになった（共依存は二者の関係性を指しているが、共依存症は個人の病理を指している）。

清水（2001）は、依存症者だけではなく、依存症者の家族までも治療単位とする治療対象の拡大は、統合失調症の家族研究の足跡をほぼそのままたどってきているのではないかと推察している。統合失調症の治療はもともと患者個人だけが治療対象であったが、フロム・ライヒマン（Fromm-Reichman, 1948）の"統合失調症をつくる母"や、アッカーマン（Ackeraman, 1950）の"全体としての家族"、ミニューチン（Minuchin, 1974）の"家族・世代境界"という概念によって、治療対象は家族システムへと拡大していった。依存症の治療においても、そのままその足跡をたどっているというのが清水の見解である。

2. 日本の医療現場における「共依存」概念の登場

日本で最初に共依存の問題に向きあうことになったのは、日本で最初にアルコール依存症者の治療を始めた国立久里浜療養所の精神科医であった斎藤学である。長いあいだアルコール依存症の治療に携わってきた彼が「共依存」という問題を感じるようになった経緯を見れば、その概念が理解しやすいだろうか。斎藤は「共依存」の発見の経緯を次のように述べている。

> 「……その（アルコール依存症の）妻たちは20年、30年という期間、社会的には無能力な、……プライドだけは高い自己中心的な男たちにつかえ、ときには殴られたりしながら、家事、子育てに精を出している。……外で生活費を稼ぐ

という仕事まで、せっせとこなしている者も多い。彼女たちは夫の飲み過ぎを心配し、それをやめさせようと必死になっている。夫の小遣いを管理し、家庭の中に酒瓶がないように気を配り、見つければ液体を流しに捨てる。夫が数日でもシラフでいれば有頂天になって喜び、また飲み出すと顔をくもらせて無口になる。

　はたから見ると、悲惨な生活と見えるのだが、……彼女たちの中で離婚を考えている人は、ごくわずかである。……「別れたいのはヤマヤマですが、子どもがいるので…」などという。しかし、こうした夫婦のあり方の割りを食っているのは実はその子どもたちで、……。

　こうした女性たちはそれなりに充実していて、自分自身の救いなど求めていないのだ、ということに気づくまでに、私はだいぶ時間がかかった。…彼女たちは「自分が必要とされる必要」につき動かされて生きていたのである。…私は「あなたが病気だ。あなたの病気のことなら相談にのることができるよ」と言った。反発や反論を期待して言ったのだが、彼女たちの多くはむしろホッとした表情を浮かべた。中には、「なんていう病気ですか？」と聞く人もいたので、「"アル中の妻病"というんですよ」といい加減なことを言っていた。

　同じ時期、アメリカのケースワーカーたちが使いはじめていたコ・ディペンデンスという言葉を知らなかったからである」（斎藤，1995）

　アルコール依存症者や薬物依存症者がアルコールや薬物のことだけしか考えられなくなるように、共依存症者も夫のアルコールをやめさせることだけ、息子の薬物をやめさせることだけしか考えられなくなる。アルコール依存症者や薬物依存症者の人生がアルコールや薬物に支配されてしまうように、共依存症者も他人がアルコールを飲むか飲まないかに一喜一憂し、自分の人生が他人に支配されてしまうのである。

　結果として共依存症者の行動は、より依存症者の症状を悪化させる方向に進む。共依存症者は、二日酔いで寝込んでいる夫の代わりに「すみません、夫は体調が悪いので、今日は会社をお休みさせていただきます」と会社に電話をかけ、働けない夫の代わりに給料を稼ぐ。「自分はまだ依存症にはなっていない」

と言っているアルコール依存症の夫を病院に連れて行く。自分は薬物依存症ではないと思っている子どものために親だけが精神保健福祉センターや保健所に相談に行く。薬物依存症の息子や娘の借金を「今度だけよ」と言って尻拭いし、次に支払う借金はそれ以上に膨らむ。

依存症者は尻拭いをしてくれる共依存症者のおかげでアルコールや薬物をやめる必要性を感じなくなる。それにもかかわらず、共依存症者はこう思っている。私がいなければ、彼(彼女)はダメになってしまう、私がなんとかしなければ、と。

表4-1 共依存症の核となる一時的症状　(Mellody, 1992 ; 2001)

1.	自己愛の障害	適切な高さの自己評価を体験できない
2.	自己保護の障害	自己と他者との境界設定ができずに、他者に侵入したり、他者の侵入を許したりする
3.	自己同一性の障害	自己に関する現実を適切に認識することが困難
4.	自己ケアの障害	自己の欲求を適切に他者に伝えられない
5.	自己表現の障害	自己の現実に沿って振る舞えない

3. 共依存からの回復

医療現場に共依存の概念が登場する前からこの問題に取り組んでいたのは、アルコール依存症者たちの家族の自助グループ、Al-Anon（アラノン）である（依存症の自助グループと、依存症者の家族の自助グループの詳細については、8章と10章のコラム参照）。

アラノンは、1951年にアルコール依存症者の妻たちによって結成された。彼女たちはアルコール依存症の夫を支え続けること自体の病理性に気づき、共依存と同じ内容の問題を enabling（イネイブリング）、世話をやく人のことを **enabler**（イネイブラー）と呼んだ。「enable」とは「〜を可能にする」、「〜ができるようにする」という意味であるが、妻たちが夫の世話をやくことで、夫がアルコールに依存することを可能にしてしまうのである。

精神分析医ボウルビィ（Bowlby, J.）のアタッチメント（attachment，愛着）理論はよく知られているが、アラノンでは、その反対の**デタッチメント（detachment，脱愛着）**のことがくり返し述べられている（Al-Anon Family Group Head Inc, 1968；1983）。

　乳幼児と母親の関係であれば、母親が乳幼児の世話をするのは当たり前のことである。乳幼児にはアタッチメント対象が必要である。子どもの体調が悪ければ、親は保育園に電話をかけて、子どもが今日保育園を休むことを伝えるだろう。子どもの病気を心配し、病院に連れて行くだろう。子どものために親はお金を稼ぎ、子どもが悪さをしていれば注意するだろう。

　しかし、相手が自分と同じ年齢の夫（あるいは妻）であったり、成人した息子（あるいは娘）であれば、その関係は病んでいる。依存症者は自分の力で自分のことをしなければならない。

　アラノンでは、アルコール依存症者の世話をすることによって、相手をコントロールすることをやめ、愛情のこもったデタッチメントによって、アルコール依存症者の責任はアルコール依存症者に返し、共依存症者は自分自身の人生を生きるという健康的な関係性のあり方を提案している。アルコール依存症者も自分自身も一個の個人としてお互いの人格を尊重できるようになることを目指している。

（岡坂　昌子）

**　　図　書　案　内**

信田さよ子（2012）．共依存――苦しいけれど離れられない　朝日新聞出版社：長年、依存症や家族の問題に取り組んできた臨床心理士が共依存についてわかりやすく解説している。

Norwood, R. (1986). *Women who love too much.* New York：Pocket books. 落合恵子（訳）(2000). 愛しすぎる女たち　中央公論新社：問題のある男性に惹かれてしまったり、愛情を失わないために無理をしてしまったりする女性に、健康的で対等な関係の愛情とは何かを示してくれる。男性が読んでも参考になる。

＊引 用 文 献＊

Al-anon Family Group Head Inc（1968）．*One Day at a Time in Al-Anon.* New York：Al-Anon Family Group.（アラノン翻訳委員会（訳）（1983）．アラノンで今日一日　アラノンジャパン G.S.O.）

Beattie, M.（1987）．*Codependent No More.* New York：Harper/Hazelden.（ビーティー，M. 村山久美子（訳）（1999）．共依存症いつも他人に振りまわされる人たち　講談社）

Mellody, P.（1992）．*Facing love addiction.* New York：Harper San Francisco.（メロディー，P. 水澤都加佐（訳）（2001）．恋愛依存症の心理分析　大和書房）

斎藤学（1995）．「家族」という名の孤独　講談社

清水新二（2001）．共依存とアディクション　培風館

Chapter 5 依存症概論

> ■キーワード：依存症、薬物、自助グループ、認知行動療法、回復
>
> 　依存症をめぐる状況は大きく変化している。2012年（平成24）年頃から、危険ドラッグ乱用が社会問題化し、2013（平成25）年には「アルコール健康障害対策基本法」が成立した。近年の調査でも医療機関を受診する薬物関連問題が、変化していることが松本（2013）によって報告されている。依存症関連問題はマスコミで大きく取り上げられ、薬物やアルコール依存症に関する危機感が社会的に高まり、回復支援や治療を充実させる必要性についての認識も広がっている。この章ではこうした社会問題の背景となっているアルコールや薬物の依存症について、その概論を述べたい。

1. アルコール依存症の一例

　まず、一人のアルコール依存症者を紹介しよう。米国人で名前はジョーという。ジョーは広告代理店で忙しく働き、ちょっと勝気だがとても美しい妻と幸せに暮らしていた。子どももでき、仕事もますます忙しくなって順調な毎日であったが、しだいに不吉な影がさすようになる。

　広告代理店の営業という仕事がら、接待で酒を飲む機会が増え、二日酔いや体調不良が増えてきたのだ。二日酔いの症状は酒を飲めばおさまるので、頭痛や吐き気があって、朝出勤するのがつらいような時には酒を飲んでから出勤するようになった。酔ったままで仕事を始めるので、しだいに仕事でも失敗するようになった。さらには酔いつぶれて眠った時の火の不始末のせいでボヤ騒ぎを起こし、それがもとで仕事も辞めることになってしまう。

　仕事もお金も失って失意のうちに一家は、妻の実家である農園で生活するようになった。酒をやめることを誓って自然のなかで農園の仕事を手伝ううちに

健康を取り戻し、順調に仕事ができるようになってきたやさき、つい出来心からジョーは街に出てウイスキーのボトルを買ってきてしまう。義父に見つからないように農園の温室で育てている花の植木鉢にボトルを隠して少しずつ飲むことにしたのだった。

　しかしある夜、ジョーは決定的な問題を起こしてしまう。自室でほろ酔いになったジョーはおぼつかない足どりでさらに飲むための酒を求めて温室に向かった。だが酔っているせいで、ウイスキーボトルを隠した植木鉢の位置がわからず、酒を求めて温室のなかをさまよい、ついに転倒し、泥にまみれながら酒を求めてわめき始めてしまったのであった。

　実はこのお話のジョーとは、1962（昭和37）年の米国映画「酒とバラの日々（Days of Wine and Roses）」の主人公である。物語の続きとしては、ジョーは入院して治療を受け、さらにアルコール依存症者同士が集まって体験談を語りあうことで回復を目指す会（自助グループ）に参加を始める。ジョーは酒を飲まなくなり、おだやかな生活を送るようになり、少しずつ健康的な生き方を取り戻していった。しかしその一方で妻は……、というものである。

■■■ 2．依存症とは ■■■

　さて前節で述べたジョーの飲酒のしかたにはどのような問題点があるだろうか。まず、飲酒した原因や目的である。仕事がら接待などのために飲酒をしてきた経緯がある。また忙しい本人にとっても、手っ取り早い疲労回復やストレス解消の方法として、飲酒は便利な方法であっただろう。それから二日酔いをさますためにさらに飲酒することがあった。二日酔いによる手の震えや頭痛や吐き気といった不快な症状は、飲酒をすれば改善するのである。こうした酒を「むかえ酒」という。朝から飲酒すれば、次の日にはさらにひどい二日酔いに悩まされる可能性が高く、さらにまた酒が必要になるだろう。このような悪循環をくり返していることも問題点である。

それから飲酒の結果として引き起こされた問題がある。当初、働いていた広告代理店では、朝から飲酒した上で仕事を始めたために、しだいに失敗をくり返すようになり退社するに至る。さらにその後の妻の実家の農場でも騒ぎを起こし、義父や農園の人たちから信頼感を失っていき、けっきょく農場を出て行くことになる。このようにしだいに職場や親戚関係などに問題が波及していきやすいこともジョーの飲酒の問題点の一つであろう。

　さらに、本人の態度にも問題があるように思われる。いっけん、元気になって酒を飲まない生活が軌道に乗ったかに思われた大事なタイミングで、また飲酒をくり返してしまっている。しばらく酒を飲まない日が続いて、仕事もできるようになってきたある日、「もう大丈夫」とつい出来心から酒を買って隠すようなことをしてしまっている。これまで飲酒しないでがんばってきたのに、ふとした軽い気持ちでまた酒に近づいてしまうことは、客観的にみれば不思議に思えるが、アルコール依存症の場合にはしばしば起こることである。こうして「懲りない」で問題行為をくり返してしまう態度も一つの問題点であろう。

　依存症とは上記のような問題がくり返され、それでも飲酒をくり返してしまう「疾患」である。上記のような飲酒を続けてきた人の場合には、飲酒をしない日を作ることや、飲酒量を調整して一定量で飲み止めることがとても困難になっていくことが多い。このことを一言で言えば、「飲酒に対するコントロール喪失」ということになる。

　このように飲酒に対する**コントロール喪失**を中心とする症候群を「アルコール依存症」という。これは**WHO**（世界保健機構）の定めた疾患の診断基準最新版である「**ICD-10** International Statistical Classification of Diseases and Related Health Problems（疾病及び関連保健問題の国際統計分類第10版）」にも記載されている。アルコール依存症は広く全世界的に認められている疾患であるといえる。表5-1に診断基準の1例（ICD-10）をあげた。表中の「**離脱症状**」の身近な例は二日酔いで、体内からアルコールが排出される過程で起こる症状である。手の震えや発汗、イライラなどの症状が生じる。重篤になると**振せんせん妄**という、意識障害や幻覚妄想を伴った全身の震えが起こる。アルコール

表5-1　アルコール依存症診断基準の例 (ICD-10, 1993 p87)

> 依存の確定診断は、通常過去1年間のある期間、次の項目のうち3つ以上がともに存在した場合にのみくだすべきである。
> (a) 物質を摂取したいという強い欲望あるいは強迫感。
> (b) 物質使用の開始、終了、あるいは使用量に関して、その物質摂取行動を統制することが困難。
> (c) 物質使用を中止もしくは減量したときの生理学的離脱状態（F1x.3とF1x.4を参照）。その物質に特徴的な離脱症候群の出現や、離脱症状を軽減するか避ける意図で同じ物質（もしくは近縁の物質）を使用することが証拠となる。
> (d) はじめはより少量で得られたその精神作用物質の効果を得るために、使用量をふやさなければならないような耐性の証拠（この顕著な例は、アルコールとアヘンの依存者に認められる。彼らは、耐性のない使用者には耐えられないか、あるいは致死的な量を毎日摂取することがある）。
> (e) 精神作用物質使用のために、それにかわる楽しみや興味を次第に無視するようになり、その物質を摂取せざるをえない時間や、その効果からの回復に要する時間が延長する。
> (f) 明らかに有害な結果が起きているにもかかわらず、いぜんとして物質を使用する。たとえば、過度の飲酒による肝臓障害、ある期間物質を大量使用した結果としての抑うつ気分状態、薬物に関連した認知機能の障害などの害。使用者がその害の性質と大きさに実際気づいていることを（予測にしろ）確定するよう努力しなければならない。

　依存症が進行していくと、体内からアルコールが排出されそうになると、また飲酒をくり返すようになり、常に体内に幾ばくかのアルコールが存在するような状態が続く。なんらかの原因で飲酒ができないような状態になると、強い離脱症状が現れるので、それを避けるためにさらに飲酒をくり返さざるをえない、という悪循環に陥る。

　アルコール依存症の進行を図にしたものが図5-1である。左から右に向かって時間が経過している。大きな矢印の上の左側が一番最初に飲酒を始めた時点で、しだいにそれが習慣になり、飲酒する回数が増加している様子をたくさんの下向きの矢印で表している。

　飲酒を始めてしばらくは、とくに「飲みたい」という気になることもなく、時には飲み過ぎて二日酔いなど経験するとしばらく飲酒する気にならず、飲まない期間があったりする。この段階を機会(チャンス)がある時だけ飲酒(アルコールの使用)をする、という意味で「**機会的使用**（**機会飲酒**）」と呼ぶ。

　それがしだいに習慣になってきて毎晩飲酒するようになり、それが長期間に

```
機会的使用  習慣的使用  強迫的使用
  ↓↓↓↓↓↓↓↓↓↓↓↓↓↓↓↓↓↓↓↓↓↓
       乱用        依存症
     （自分＞薬物）  （自分＜薬物）
                        依存症
            非　行
     遊　び
```

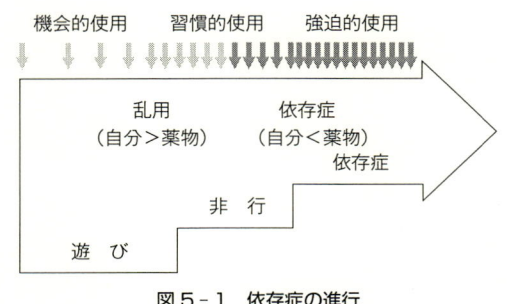

図5-1　依存症の進行

なってくると「今晩自分が飲酒しない」ということを想定することが難しくなってくる。家族も同様で、本人が飲酒するだろうから肴やお酒そのものを買って用意したりする。むろんこの段階は健康的な飲酒であって、肉体的にも精神的にも社会的にも飲酒による問題は認められないことが多い。この段階を飲酒（アルコールの使用）が習慣化している、という意味で「**習慣的使用（習慣飲酒）**」と呼ぶ。

こうして飲酒を続けていると、人によってはアルコールが体から抜ける（離脱）ことを苦痛と感じるようになってくる。二日酔いの朝に飲酒（むかえ酒）すると、手の震えや頭痛などの離脱症状は改善するが、こうして飲酒を続けるうちにしだいに飲酒をやめることが困難になり、毎日、連続的に飲酒していないと、外出したり仕事や学業を続けたりすることすらできなくなってしまう。もっとも仕事や学業も飲酒している状況でしているために、業績が残せなかったり、失敗したりするようになってしまう。

そこで自分でも飲酒をやめたい、と感じるようになってなんとかコントロールしようとする。飲まない曜日を決めたり、大量に飲酒しないように小さな缶を買ってきて「これだけ」と決心したりする。ところがこうした努力はむくわれず、結局、酔いつぶれるまで飲酒し続けるようになってしまう。このような飲酒に対するコントロール喪失がしだいに悪化していく。

そのためにいつもお酒のことが頭から離れず、お酒やお金がなくなって飲酒できなくなることに恐怖感をもつようになってくる。このように飲酒に対する強いこだわり（**強迫観念**）が生じるようになる。

このように自分で良くないとわかっており、自分でもやめたいのに飲み続けている状態を「**強迫的使用（強迫的飲酒）**」という。このように自分の意思と行動とにズレがあるのを指して「自我違和的」と言ったりする。つまり、自我違

和的で強迫的な飲酒欲求や、飲酒に対するコントロール喪失がアルコール依存症の本質なのである。

依存症者の心理状態を図示したものが図5-2である。心のなかに「飲酒したい」という気持ちと、「やめて健康になりたい」という気持ちがあり、そ

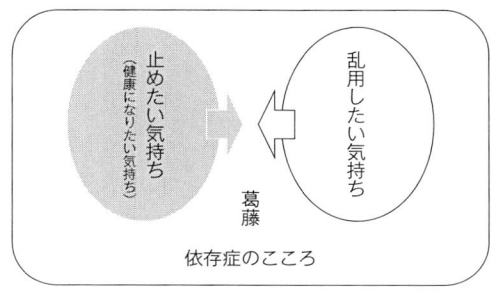

図5-2　薬物依存の心性

れらが葛藤している。**葛藤**とは、心のなかの相反する気持ちのあいだで迷い、どちらにも進めず、動きがとれなくなる状態を指している。**依存症**とはこのようにみずからの意思に反してうまく行動がコントロールできなくなってしまうという、本当に苦しいものなのである。

またアルコールのみならず、薬物乱用やその他の行動にも広げて、特定の物質や行動への「**コントロール喪失**」を「〇〇依存症」と呼ぶことがある。日本では代表的な乱用薬物である覚せい剤や、近年大変な社会問題になっている「**危険ドラッグ**」(2014（平成26）年7月までは「合法ハーブ」や「脱法ドラッグ」などと呼称されていた一連の薬物。公募を行った上で厚生労働省および警視庁で検討され「危険ドラッグ」と呼称されるようになった）などによる依存症は「**薬物依存症**」、パチンコをはじめとするギャンブルについては、「**ギャンブル依存症**」などと呼ばれる。依存症を引き起こす薬物を表5-2、アルコールや薬物以外の依存症について

表5-2　「依存性物質」のいろいろ

・中枢神経抑制薬（ダウナー）
　・アルコール / ヘロイン / 大麻 / 抗不安薬, 睡眠薬
・中枢神経興奮薬（アッパー）
　・コカイン / 覚せい剤 / 精神刺激薬
・幻覚薬（ハルシノゲン）
　・LSD / マジックマッシュルーム / ペヨーテ（サボテン）
・その他
　・鎮咳剤 / ブタンガス / 危険ドラッグ（合成カンナビノイド、合成カチノン）

表5-3に示した。

3. 依存症の発症メカニズム

　医療の立場では依存症を脳の疾患としてとらえている。大きく分けて生物学的（脳科学的）なメカニズムと心理社会的なメカニズムについての仮説に整理することができるだろう。

　生物学的なメカニズムとしては、まず、脳内の神経系、とくに**報酬系**といわれる脳内に快適な感覚を作り出す神経系の過活動と関連しているという説明である。また神経生理学的には特定の神経系がくり返し発火することでさらにその神経系が発火しやすくなる現象（キンドリング）が知られ、それが依存形成に関係しているとの説がある。

　心理社会的な依存症の発症メカニズムの説明としては、「**自己治療仮説**」がある。これは、なんらかの心理学的な問題をもつ人が、みずから治療しようとしてアルコールや薬物乱用をし、それによって苦悩から一時的に解放される経験をしてしまうと、その経験を求めてさらにくり返し使うようになり、くり返すことで脳内の神経伝達に変化が起こり、依存症を引き起こす、という仮説である。

　ただしこうした依存症の発症メカニズムには不明な点も多く、さらなる研究を要するとされている。

4. 依存症の原因となる物質や行動

　依存症の原因となる物質や行為は大きく3つに分けられる。すなわち、①物質依存、②プロセス依存、③対人関係依存の3つである（表5-3）。

　物質依存とは、アルコール、薬物（規制薬物、未規制薬物）、ニコチンなどなんらかの物質を体内に取り入れることで精神的、肉体的に快と感じるような効果が得られ、その効果を求めて乱用をくり返すような場合である。

プロセス依存とは快と感じるような行動をくり返す場合である。たとえばパチンコをはじめとするギャンブル行為は、時間やお金を賭けて本人にとって得になるような刺激、報酬を得る。そのプロセスそのものをくり返し求め

表5-3　「依存」のいろいろ

・物質依存
　・アルコール／薬物（ダウナー，アッパー）
・行動（プロセス）依存
　・ギャンブル／浪費／ネット／拒食，過食
・対人関係依存
　・共依存／恋愛／カルト

るようになることである。TVゲームはその典型例といえるであろう。インターネットやTV視聴、浪費、過食・拒食、運動、仕事（ワーカホリック）、などをプロセス依存としてあげることができるだろう。たとえばパチンコに熱中するあまり育児放棄（ネグレクト）になったり、経済的にムリな浪費をくり返して破産に至ったり、深刻な結果を引き起こす場合がある。

　次に**対人関係依存**とは、夫婦関係や恋愛関係、性的行動、きょうだいや先輩後輩などの関係、暴力（支配－被支配）、カルト集団内での人間関係など、人間関係そのものが依存的な場合である。**カルト集団**とは、特定の目的をもった集団が、排他的になり反社会的な行動に至るような場合を指し、集団自殺や殺人などの大きな社会的問題を引き起こすこともある。このような本来は避けるべき集団や人間関係に入り込んで、そこから抜け出そうとしてもそれができなくなってしまう場合がある。自分にとって不利になるとわかっている恋愛関係にのめり込んだり、DV（家庭内暴力）のような行為から逃れられなくなったりすることがある。たとえば「**ストックホルム症候群**」とは、1973（昭和48）年に起こった人質事件から提唱された症候群で、誘拐された人質が、誘拐犯に好意をもって協力したり、解放後に結局、結婚に至ったことがあったりしたことを指している。この場合も、対人関係依存の極端な例ということができるだろう。

5. 依存症に合併することが多い身体疾患

　アルコール依存は、全身のあらゆる臓器に合併症を引き起こすといってよい。脳、心循環系、消化器系、整形外科、代謝系（骨粗鬆症、糖尿病、痛風など）、皮膚科、

悪性腫瘍、感染症（C型肝炎、HIV）などと関係がある。とくにアルコールと肝臓、胆嚢、膵臓の疾患との関係が強い。アルコール性肝炎は、高度な肝機能障害を引き起こし、肝硬変や肝がんに進行することもある。

「酒は百薬の長」という言葉があるが、それは、少量適正飲酒についてはあてはまっても、依存症的な大量飲酒にはあてはまらない。依存症における飲酒は「百害あって一利なし」と言わなければならない。

そのほかの有機溶剤や覚せい剤などの薬物についても身体的な疾患を引き起こすことがあるが、薬物そのものによる悪影響としては、脳に対するものがもっとも深刻であろう。つまり、中毒性精神病や幻覚妄想、不眠、不安焦燥感、不安などである。

■■■ 6. 依存症に関連して起こる心理的変化 ■■■

依存症は慢性的に経過して本人の肉体、心理状態、人間関係や社会的機能を徐々に侵していく疾患である。当初は少量の飲酒であったものが徐々に増加して、しだいに肝障害が悪化したり、脳萎縮を指摘されたりするようになってくる。心理的にも酒のような依存物質のことを考える時間が増えてきて、手に入れられないと考えるだけでとても不安になったりする。二日酔いや薬物を使った時の問題行動のせいで仕事や学業ができなくなり、仲がよかったはずの友人知人も冷淡になり、しだいに避けられるようになる。

こうした過程が続いていくことで、本人の心理状態はしだいに悪化していく。自分の将来に不安を感じたり、絶望的になったり、心理状態が不安定になる。人間関係が悪化することで緊張感や孤独感を感じるようなことも増えてくるだろう。こういう過程のなかで、しだいに心理状態が悪化してきてしまう。

森岡（1992）の「誌上アルコール教室」によると、「0か1思考」、「一般化思考」などの思考の傾向性が出てくるとされる。「0か1思考」とは、なにごとかを完璧に行うか、またはまったくやらないかのどちらかの極端な考え方のことを指している。つまり突き詰めて完全主義的にこなそうとし、一部分でも不

完全な点があると今度はまったく何もしなくなってしまう。または隅々まで完璧に理想的に考えようとして、一点でもあいまいだったり、いい加減だったりすることができないという考え方の癖を指している。「**一般化思考**」とは、何かの一部を極端に全体に一般化するような考え方の癖を指す。一点でも気に入らないところがあれば、すべてが気に入らなくなってしまう。Twerski（1997）による "Addictive Thinking（**依存症的思考**）" という本でも同様に依存症者に特徴的な思考について述べられている。この本は、依存症者に起こりがちな考え方の傾向や思考パタンだけをテーマにしてまとめられた書籍である。

このように心理状態の変化によって本人の思考パタンまで変容してしまう。しかし見逃してはならないのは、こうした思考の基礎には脳機能に対する依存物質の悪影響があることである。つまり、もの忘れ（健忘）や記憶力、集中力の低下が認められるような、脳機能の低下につながるような、脳機能の変化があることである。脳機能の低下を基盤にして、上記のような依存症によるストレスが続くことによって、言ってみれば「依存症的」なもののとらえ方や思考が形づくられていく。

7. 依存症に関連する社会的問題

依存症をもつ人は、最小の社会的な単位としての夫婦や家族関係のなかでまず問題が起こってくる。たとえば、ジョーのような重いアルコール依存症を抱える家族について考えてみよう。「飲酒をやめて」と妻が説得しても聞き入れてはもらえず、仕事ができなくなるために収入も得られなくなる。妻も家庭や金銭面についての不安を抱くが、きちんと話そうとしてもいつも酔っているので話にならない。妻が実家と話してなんとか一緒に実家に引っ越して仕事させてもらうようになったが、そこでも問題を起こして、妻の実家との関係も悪化させてしまう。

欠勤や失敗が続くなど仕事や学業のような本人の身近な公的な社会関係に関しても問題が起きてくる。上司や担任教官のような立場の人たちがさまざまに

心を砕いて対応してくれようとするが、そういう時にかぎって飲酒してさらに問題が大きくなり、会社や学校そのものに対する影響も出てくる。たとえば飲酒して出社し、仕事や対人関係上のトラブルをくり返すために同僚やほかの部署の人たちにも影響が出てくる。さらに救急車や警察を呼ぶようなことがあると近隣住民にも不安を与えたり、不興をかったりするようなことも起こる。

　複数の人が依存の問題を引き起こすと、会社や学校全体に影響したり、地域社会全体に悪影響が及んだりすることもある。たとえばある地域の飲み屋さんに依存症の常連が長時間座り込んでいたり、地域のクラブに薬物乱用者が集まったりするようなことがあると、地域全体の雰囲気や治安が悪化するような場合もある。

　社会全体の生産性や活力、安定性を考えたような場合にも、飲酒や依存、薬物の問題は悪影響を与えて、社会全体に関わる問題になることがわかる。さらに、たとえば違法薬物の国際的流通などのように、ある国の依存症に関わる状況が他国に影響して、国際的な問題としてとらえられるようになることもある。

　このようにして家族のようなごく身近な人間関係から、職場や近隣の地域社会のようなより広い社会的関係、さらには社会全体や国際的関係への悪影響に至るまで、社会的な影響も幅広く、大きなものがある。

8. 依存症を抱える人の対人関係の特徴

　長年にわたる依存症の経過（自分の生活が自分の思いのままにならない、という長期的な経験）によって起こる心理の変化は対人関係にも変化をもたらす。

　規則的で安定した日常生活が困難になり、それに並行するように感受性やものの考え方、対人関係のとり方など性格的に変化を生じるようになる。これらによって、いわば「生き方」に変化が起こる。みずからの心のままに生きることが難しくなり、それまでの自分と異なった生き方をするようになる。いわば、酒や薬物を手に入れるための生き方に変化していってしまう。

　そのために、まわりにいる人たちに対して、まるでその人たちが本人にとっ

表5-4　依存症者の対人関係

・怒リ / 反発心・反抗心 / 被害者意識 / 義憤 / 他罰的 / 好訴的 / こだわり
・うそ / 正当化 / 強弁 / 健忘
・後悔 / 悲しみ / 虚しさ
・みずからの回復が信じられない / うつ（自称「うつ」）/ 情緒不安定
・惚れこみ / 恋愛

て「**酒を得るための道具**」であるかのような対応をしてしまう。たとえば、飲酒のための金銭をなんとか出させようとしたり、家族から飲酒について注意されると「そうやってイライラさせるからそのせいで飲酒してしまった」と飲酒を正当化する口実にしたりする。家族のようにまわりにいる人々の立場に立てば、とてもストレスが強くなっていく。

9. 依存症の治療について

　依存症の治療については、図5-4に示したように、病態に応じて段階を経て行っていく必要がある。「中毒性精神病」、「依存症」および「**性格変化**」という段階に分けて考えていく。

　中毒性精神病とは、アルコールや薬物によって脳機能に一時的な問題が起こって幻覚妄想などの精神病症状を発現した状態を指している。中毒性精神病の治療のためには抗精神病薬が有効である。乱用薬物の使用を中止して適切な服用をすれば、多くの場合は短期間の内に精神症状を認めなくなる。しかしその後、薬物を再び使ったり、適切な治療をやめたりすると精神症状が再燃し、慢性化する場合もある。

　次に依存症についての治療的介入を行う。この段階では患者さん自身に一見してわかるような問題はない。日常生活や話す内容にも問題のないことが多い。ただ怒りっぽさやイライラ、不安焦燥感を訴えることは多い。精神症状はおさまっているが、ともすれば仕事や将来について現実的でない願望を口にするようなことがある。焦っているのである。そこであまり焦らずに、アルコールや薬物をやめ続けるための治療に入るように勧めることが必要になる。この、焦

りが強い段階で仕事を始めたりしてもささいなことがらから飲酒や薬物乱用に戻ってしまうことが多いからである。

依存症の治療は、アルコール・薬物をやめ続けるための生活習慣を身につけるために行う。すなわち、どのような時にアルコール・薬物に対する欲求が高まるのかを認識して、欲求が高まったとしても実際にアルコール・薬物を使うことなく済ますことができるようになることが目標である。

このような生活習慣を身につけるためには、認知行動療法を行ったり、自助グループのような自助的活動に参加したりすることが効果的である。

認知行動療法とは、特定の行動を変化させるために、その行動にまつわる認知を変え、その行動を実際にとることがないように対処することができるようになるために、行動を変えるための心理教育的治療である（2章参照）。具体的には、ワークブックを用いて教育内容を覚えられるようにくり返したり、セラピストから与えられた「宿題（ホームワーク）」に取り組んだりする。

自助グループとは、同じ疾患に苦しむ人やその経験者が集まる会である。米国で生まれた治療的文化であるが、アルコール依存症者のためのＡＡ（エイエイ　Alcoholics Anonymous）や断酒会、薬物依存症者のためのＮＡ（エヌエイ　Narcotics Anonymous）はわが国でも活動している代表的な自助グループである。

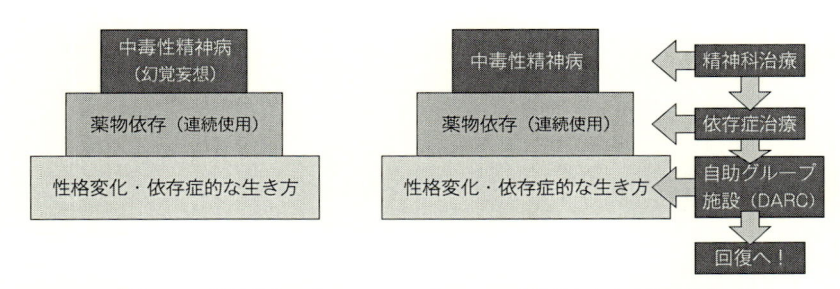

図5-3　薬物による精神科的問題　　図5-4　薬物依存と中毒性精神病の治療

■■■ 10. 回復：依存症が「治る」こと ■■

「依存症は治らない」と言われる。「依存症は治らないが、回復する」と言われる。一般的には「治る」とは「良くなる、回復する」の意味なので、この文章は矛盾しているようにみえる。実はこの文章は「依存症が発症する前のように上手に量をコントロールして毎日飲酒しながら仕事をこなせていた、そのような生活に戻ることはできない。しかし、断酒を継続すれば、元通りの身体的精神的な健康さを取り戻し、仕事などの社会的な活動も問題なくできるようになる」という意味である。回復とはこのような大切な意味をもっている言葉である。

回復とは治療の目標で、回復している状態は、依存症治療における健康概念であると言えるだろう。回復とは上記のような性格や対人関係上の不都合を自覚し、日々、改善の途を探りながらみずからの状態をチェックし、その結果として毎日の仕事や日常生活が安定している状態である。つまり回復は静的な状態というよりも走っている自転車や回っているコマのように動的でありながらバランスがとれて安定した状態といえるだろう。

（梅野　充）

図書案内

「酒とバラの日々」米国映画　1962年：アルコール依存症とその回復について描かれた代表的な映画と言える。ジョーはジャック・レモン、妻はリー・レミックが演じ、2人はそれぞれこの年のアカデミー賞にノミネートされている。監督は後に「ピンク・パンサー」シリーズを大ヒットさせるブレイク・エドワーズ。主題歌の "Days of Wine and Roses" はアカデミー賞歌曲賞を受賞し、その後、ジャズのスタンダード曲として多くのアーティストに演奏されている。

「レクイエム・フォー・ドリーム」(Requiem for a Dream) 米国映画　2000年：ダーレン・アロノフスキー監督による、薬物依存症の現実をリアルに描いた映画。非常に生々しいため、「落ち込む映画」、「ヤバい映画」という人もいる。

高木敏・猪野亜朗（監修）(2002). ホーム・メディカ安心ガイド　アルコール依存症　治療・回復の手引き　小学館：身体的な合併症から依存症に関する社会的問題まで内容が幅広く、

家庭や職場での対応のしかた、自助グループについてなど、包括的にアルコール依存症に関連する情報がつまった本。著者や編集者の回復に対する熱意が伝わってくるような良書である。

斎藤学（編）(1986)．アルコール依存症に関する12章――自立へステップ・バイ・ステップ．有斐閣：著者はこの分野の代表的な臨床医，研究者，教育者のひとり。「依存」の反対語は「自立」というわけで，ステップワイズに自立を目指す，という，この疾患の治療についてのポイントがこの副題に集約されている。本文も上手に要点がまとめられており理解しやすい。

森岡洋（1992）．誌上アル中教室――アルコール依存症回復のための講義録　星和書店：永年にわたってアルコール依存症の治療に携わってきた医師による講義の記録。とてもわかりやすくアルコール依存症とその治療について述べられている。

小島信夫（1997）．うるわしき日々　講談社：「第三の新人」と呼ばれ，私小説的で前衛的な現代小説を書き続けた作家の晩年の代表的作品。アルコール依存症者を抱える家族のありようが，私小説的な表現のフィルターを通しているからこそ，切実に伝わってくる。1998年第49回読売文学賞を受賞している。

＊引用文献＊

Twerski, A. J. (1997). *Addictive Thinking: Understanding Self-Deception*. Minnesota：Hazelden.

融道男，中根允文，小見山実（監訳）(1993)．ICD-10 精神および行動の障害――臨床記述と診断ガイドライン――　医学書院

松本俊彦（2013）．全国の精神科医療施設における薬物関連精神障害の実態調査．平成24年度厚生労働科学研究費補助金（医薬品／医療機器等レギュラトリーサイエンス総合研究事業）分担研究報告書

森岡洋（1992）．誌上アル中教室――アルコール依存症回復のための講義録　星和書店

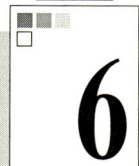

Chapter 6 依存症の当事者に対する支援者の認識

■■キーワード：依存症に対するイメージ、専門知識・技術の不足の自覚、支援の再構築■■

　薬物依存症、アルコール依存症という状況や、それによって悩まされている人々に対し、あなたはどのようなイメージを抱くだろうか。薬物やアルコールといった精神作用物質は、その使用により人の精神状態を変化させるものであり、興奮したり、暴力をふるったり、場合によっては傷害事件などを起こすまでに至る。とくに覚せい剤等の違法薬物に対する依存ということになると、主に暴力団など特定の集団に所属する人々の問題であり、自分さえ気をつけていれば大丈夫だという認識をもつ人が多いだろう。だが、最近は、ごく一般の人々の危険ドラッグ（脱法ドラッグ）の使用による交通事故などがメディアによって伝えられており、誰にとっても身近な問題となりつつある。そして依存症はこのような危険なイメージだけでなく、薬物やアルコールをやめることができない、やめようという意志が弱いといった、モラルの欠如としてとらえられることも多い。いずれにしても、依存症は心身のある要因がもとになって起こり、また心身にさまざまな影響を及ぼす。その要因や影響は、依存症の人がみずからの努力だけで改善していけるものではない。心身が呈する不都合への対応は、医療機関や精神保健関連の施設による支援、ダルクやアルコールアノニマス等の社会復帰施設や自助グループ等での活動との両輪で取り組み続けていかなければならない。しかし、依存症の人々が支援を受けることを困難にしている状況がある。依存症に対する支援上の困難は、支援者の知識不足、否定的な態度や価値観が影響していることが指摘されている。

■■■ 1．依存症の人々は医療専門職に どう思われているか ■■■

　薬物依存症の患者は操作的、攻撃的、無礼で治療への動機づけがしがたいと認識されているために、治療を受けるのに障害がある（ファンブーケル，2013）。イギリスの医学校で実施された調査（ロイド，2010）では、1年生と4年生との比較を行っている。薬物依存症の患者が、ほかの疾患の患者と同じくらい治療するに値すると感じている者はそれぞれ66％、72％、また薬物依存症の患者が他の患者やスタッフに対して脅威を与えていると思わない者はそれぞれ17％、26％と少数であった。このように、「未来の医師」のかなりの割合が、教育を受けてもなお依存症に対し否定的観念をもち続けていることがわかった。ハッペル（2002）は物質依存症の患者に対する看護師の知識、態度、信念について調査し、全体的な知識水準は適切で、肯定的な態度も認められたが、物質に関連した問題を評価、マネジメントするための知識や技術は伴っておらず、それらを強化する教育プログラムが必要であると述べている。

　わが国では、薬物依存症に関する知識や能力の不足の影響で、医療機関への入院を刑罰からの逃避と考え、薬物依存症が病気ではなく意志の問題と思うなど、**精神道徳的な嫌悪感**をもっていると考えられていることが多い（寶田，2008）。入退院をくり返す患者を支援することへの意義を見出せなくなり、**職務への動機づけの低下**の多さも指摘されている（西村，2003）。暴力団との関係がある者の割合は、全国の精神科医療施設に対する調査では過半数を超えており（厚生労働省，2012）、これも薬物依存症の患者に対する否定的な見方の一因になっている。急性期の精神科病院における治療的対応についての調査（倉田他，2006）からは、精神病性障害と比較して依存症候群に対する取り組みは消極的であるという結果が示されている。消極的な理由には①他の患者に威圧的、②易怒的、粗暴な言動が多い、③看護者の指示や注意の無視・反抗、④再入院をくり返す患者が多い、⑤せん妄時の身体管理など医療管理上の問題が多いなど、薬物療法のみの対応ができないということがあげられている。精神科の医療機関に対する調査による報告では、他施設からの薬物関連障害の患者の入院を、

人員や空き病床の数に関係なく断る場合があると答えた施設が42.4%、通院中の患者の場合でも77.3%存在した（松本他，2006）。この理由としてあげられていたのは、断薬の意欲が乏しく、再使用をくり返す場合が多いこと、治療方針に関する同意が得にくいこと、刑事処遇からの逃避や責任回避の意図で入院を希望していることなどである。また、精神科看護の職能団体の会員459名（看護師、教員、精神保健福祉士）への触法精神障害者のモデル事例を用いた意識調査（宮城他，2009）でも、覚せい剤などの規制薬物の乱用自体が違法行為であるため、治療に看護師が消極的であるという結果がもたらされている。

2．訪問看護事業所に対する調査結果から考える

　依存症は治療の継続が困難なために、訪問看護も一つの支援方法として機能することが期待される。アルコール依存症以上に薬物依存症の医療機関や社会資源は少ない。訪問看護の実施についても、民間の数少ない専門医療機関により、精神科病院への入院回数や在院日数の減少（小野他，2009）、セルフケア能力の向上（渡邊他，2009）という形でわずかながら報告されている。

　依存症にかぎらず、精神科訪問看護自体があまり行われていないということがわかっている。全国訪問看護事業所による調査（2008）では、精神病患者を対象としている訪問看護は、精神科病院に併設している訪問看護事業所では約9割で行われているが、訪問看護ステーションでは半数に満たない。その理由として、もともと治療や支援を受けているケースの少ない薬物依存症に対する訪問の依頼がないこと、精神疾患の特性による安全確保のための複数スタッフでの訪問が困難であること、客観的にはわかりにくい精神症状のアセスメントや対人関係技術など高度な専門知識が求められるということなどがあげられている（萱間他，2009）。さらに、依存症の利用者に対する支援は統合失調症の利用者と比べると7分の1以下と、非常に少ない（全国訪問看護事業所，2008）。そのような状況のもと、支援を困難にする要因の一つとして考えられる依存症に対して抱く感情とともに、訪問看護が行われている実態についての調査を行っ

た。

（1）調査について

　精神科を標榜している病院と診療所のなかでもそのホームページ上で精神科訪問看護の実施を明記している279事業所を対象に質問紙調査を行った（89事業所より回答、回答率約32%）。

事業所数

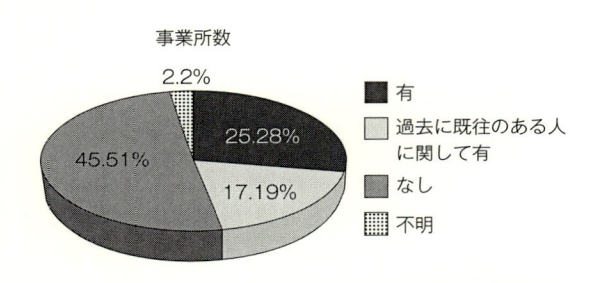

25.28% 有
17.19% 過去に既往のある人に関して有
45.51% なし
2.2% 不明

図6-1　薬物依存症の利用者（1人以上）への訪問看護経験の有無

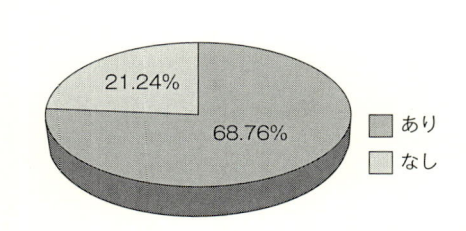

事業所数

68.76% あり
21.24% なし

図6-2　アルコール依存症の利用者（1人以上）への訪問看護経験の有無

質問紙の内容
①事業所の基本的属性
②薬物依存症の利用者への訪問看護経験の有無＊
③薬物依存症の回復に対して重要と思われる取り組み
④薬物依存症に対するイメージ
⑤薬物依存症についてもっている専門的知識や技術
⑥薬物依存症に関連したことに対する意見
（自由記述）

　＊薬物依存症の利用者への訪問看護経験の有無については、過去に一例でも実施した場合は「有」とし、薬物依存症の既往がある利用者や、アルコール依存症の利用者に対する実施についても尋ねた（図6-1、図6-2）。

　ただし、この調査は精神科訪問看護の実施を確認した上で質問紙を配布したにもかかわらず、低い回答率であったことから、薬物依存症が医療保健福祉に

よる支援の対象とはとらえがたいこと、それに関連して支援体制が整備の途上であることが考えられる。また、薬物依存症の訪問看護経験を有する事業所が半数近くに及び、アルコール依存症の訪問看護経験を有する事業所が75％にも及んだという結果から、回答者の多くが薬物依存症の利用者への訪問看護を肯定的にとらえている可能性があるということも頭に入れて結果をご覧いただきたい。

(2) 薬物依存症の回復に重要と思われる取り組みについて

図6-3に示した項目のうち、回答者には2つを選択してもらった（図中の数字は件数）。薬物依存症の利用者への訪問看護の有無にかかわらず、「専門病院や専門医の不足」、「専門社会復帰施設の充足」、「自助グループでの支援の充実」という点を重視していた。一方で、「刑務所・少年院での教育の充実」や「取締・刑罰の強化」といった司法的な対応を重要視している回答者は比較的少数であり、薬物依存症を**医療保健福祉による支援対象**ととらえているようであった。

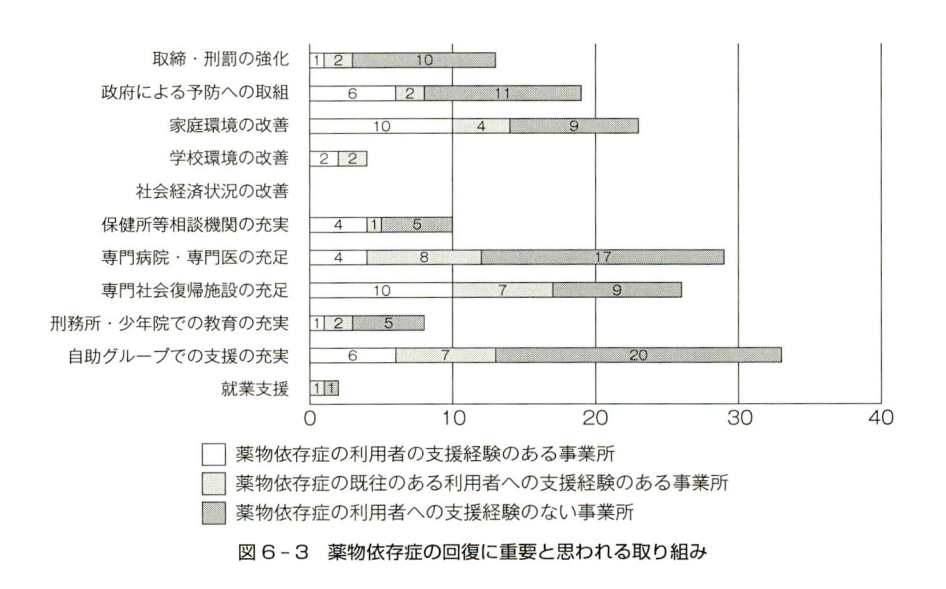

図6-3 薬物依存症の回復に重要と思われる取り組み

次に、薬物依存症の利用者への訪問看護経験の有無によって分けられた3つの事業所のグループは、回答者の人数がそれぞれ異なるため、取り組みの項目ごとに各グループの件数によって比較することは難しい。そこで、それぞれのグループがどのような取り組みを重視しているのかに注目してみたい。すべての事業所のグループで、自助グループや専門医療機関など、当事者や専門家による充実した支援が必要だと考えているようであった。訪問看護経験のある事業所では、ダルクなどの薬物依存症専門の社会復帰施設の充足を重要視すると同時に、「取締や刑罰の強化」が重要であるとの回答は1件しかなく、刑事的な対応よりは支援の充実が重要であると考えて、「家庭環境の改善」が比較的多かった。その理由は、訪問看護を実施している薬物依存症の利用者の状況や背景を知ったことから、重要だと思われる取り組みを選択していることが推測される。また、「就業支援」への重要視は全体としてわずかであるが、とくに訪問看護経験のあるグループでは1件も回答がなく、これも現実的な利用者の状況からの判断からなのであろう。

（3）薬物依存症に対するイメージについて

　薬物依存症の当事者に対するイメージを表した各質問項目に対し、「とてもそう思う」、「そう思う」、「あまりそう思わない」、「そう思わない」の4段階で回答を求めた（図6-4）。全体として、「支援者と共通の趣味や嗜好がもてる」、「回復可能な病気である」といったポジティブな認識をもっている一方で、回復への意欲が少なく、利用者のもつ問題が不明確で、使用薬物の作用による精神症状の不安定さや悪化から、危険であるというネガティブなイメージも同様にもっていた。「怖い、危険である」というイメージは、他のイメージが支援内容の模索や実行、発展という点での難しさを問うているのに対し、利用者と接点をもつ、居宅に入るという点での難しさを問うている。これらの統計値からは、この「怖い、危険である」というイメージは、他の項目よりもややポジティブな傾向があり、利用者とかかわりをもつことそのものよりも、利用者のニーズは何なのか、関係性や支援をどのように発展させていけばよいのかとい

項目	まったく思わない	あまりそう思わない	そう思う	とてもそう思う
相互の信頼関係を築くことができる	1	45	49	5
支援者と共通の趣味や嗜好がもてる	4	57	37	2
回復への意欲はないか不足している	4	41	49	5
回復可能な病気である	5	31	50	14
患者の解決すべき問題が不明確である	2	39	52	6
生活が不規則である	0	19	63	18
怖い、危険である	5	52	32	11

図6-4 薬物依存症の当事者に対するイメージ

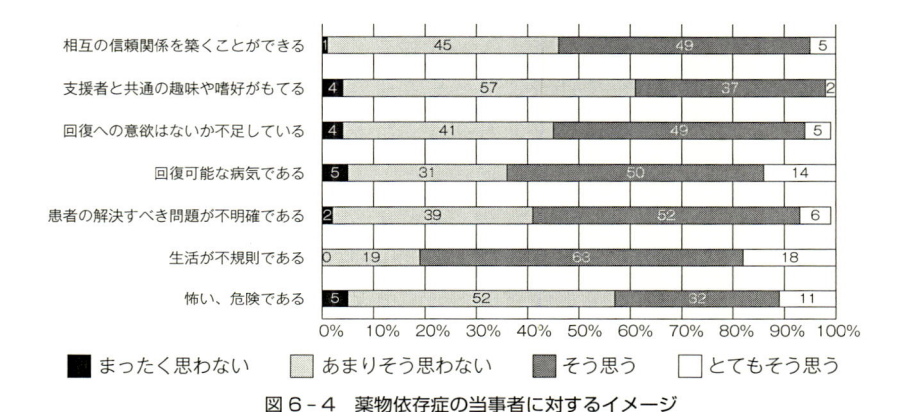

うことに悩ましさを感じていると推測される。

　訪問看護の経験があるグループは、ないグループと比べて信頼関係の構築ができ、共通の趣味等をもてると考える回答者が多いことが示されている。依存症の利用者と、少なくとも一度でも面識があるということが、対人関係をつくる上での敷居を低くするのだろう。

　ここでいう「**回復**」の意味を、回答者それぞれがどのようにとらえているかは興味深いところである。単に、薬を使用しないこと、やめ続けることだけを意味するととらえたら、再使用をしてしまう人は回復の意欲がない、あるいは意欲が不足しているということになる。しかし、みなさんは芸能人が薬物使用をやめられず、人によっては長い年月のあいだに複数回の再使用をして逮捕をされ、マスコミに登場しているのを目にしているだろう。依存症の人たちは、薬物使用はやめたいし、やめなければいけないと思っていながら、そうできないために苦しんでいるのである。「**回復**」をどのような意味でとらえるかは、回答者の依存症の人との接点や支援経験、専門的な知識がどのくらいあるのかによる。

（4）薬物依存症に関する知識や支援技術について

　それでは、調査対象となった回答者はみずからの薬物依存症に関する知識や支援技術について、どのように認識しているだろうか。依存症にかぎらず、みずからのもつ専門的な知識について「十分である」と言える人はそれほどいないだろうが、同じ精神疾患である統合失調症やうつ病などについて、4段階中の4（不十分）と回答する専門家もそれほどいないだろう。それでもこの結果（図6-5）において興味深いのは、訪問看護経験の有無によってその認識に差があることである。とくに、訪問看護経験のあるグループでは、利用者やその家族との対応のしかた、接し方については、「ほぼ十分」という評価をしている回答者も少なくないことから、支援する機会があればそれなりの対人関係を築いていくことはできそうである。一方で、12ステップなどの依存症独自の治療プログラムに関しては、その特殊性が高いためか、訪問看護経験の有無にかかわらず、不十分と考える事業所が多かった。

　依存症に関する教育の不足は、国内外で、とくに医学や看護の分野において指摘されている（ケルハー，2007；ピロン，2003）。WHOやアメリカ精神医学会が行った調査（WHO-ICN，1991）では、精神作用物質の使用に関連した問題のある人に支援が必要であると考えた対象者がわずか10％であったことから、この課

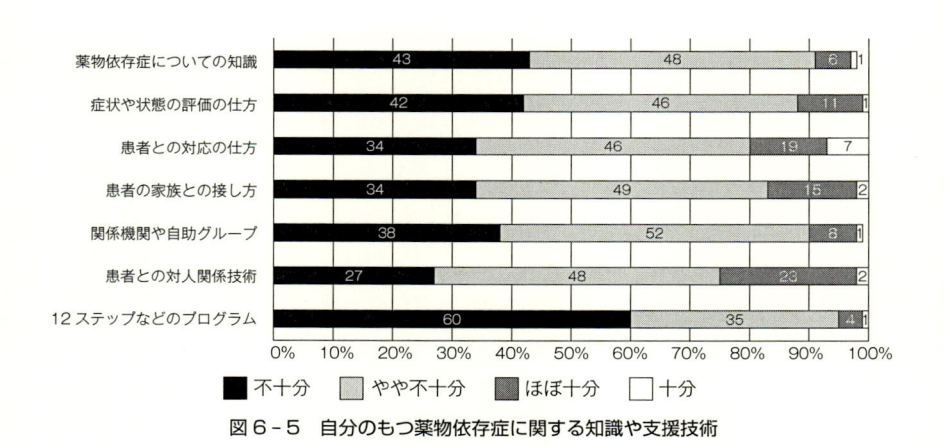

図6-5　自分のもつ薬物依存症に関する知識や支援技術

題に関する授業を看護大学で4〜6時間提供するように指導している。この看護基礎教育とともに、支援者が受けられる研修の充実も必要である。筆者の勤務する大学では、精神看護学関連の講義に薬物依存症の人を招き、学生に体験談を語ってもらっている。学生は、その人たちがこれまで生きてきたなかでの困難と、薬物使用をやめたくてもやめられないという両価感情に理解を示し、依存症に関心の高い学生は、依存症の人にどんな支援ができるのかを考えるに及ぶ。依存症の複雑な実態の理解には、なんらかの形で当事者に関わってもらうことが必要だろう。

ラソール（2008）は、学士課程で依存症の学習をしたことのない学生を対象に、短期間の教育課程による介入を行い、その前後に調査を実施して有効性を見出した。介入はアルコールや薬物の問題の前兆や症状についての認識や、それらへの対応に関する技術の習得を目的としたものである。

職場教育においては、フォード（2009）が職場の組織的なサポートの必要性を示唆している。依存症の支援が複雑で困難であるために、看護師が自信喪失になってその結果患者と関わらなくなってしまう「**負のサイクル**」に陥りやすいため、フォーマルにはスーパービジョンを受けること、インフォーマルには随時励ましやフィードバックを受けるという環境をつくることも大切であろう。

3．薬物依存症の人は医療者の態度をどのように見ているか

ただし、知識が増えても依存症の人とのかかわりが増えるといった態度の改善がみられるわけではない。看護師は依存症の人は責任感がなく、回復への動機づけが乏しいために、支援するに値しないという認識をもち、病室への訪問がごく短時間であったり、共感を示せなかったりする場合がある（グリンクリスト，2011）。支援に値するには、依存症の人は社会に受け入れられるような態度をとることが重要であるとも考えられている（スキナー，2007）。薬物依存症の人は、そのような医療者による差別に敏感で、ネガティブな対応をされること

を予測しており、そう感じている人は治療を完了できずに心身の健康を損なう可能性が大きい（ブレナー，2010）。支援者にもみずからやその家族に薬物やアルコールの使用経験がある場合があり、同じような問題を抱えているので逆転移の状態になりやすい（アーメダニ，2011）ことも、ネガティブな対応に関連しているのだろう。

（渡邊　敦子）

図書案内

Kuhar, M.（2012）.THE ADDICTED BRAIN: WHY WE ABUSE DRUGS, ALCOHOL, AND NICOTINE, 1st ed. New Jersey: Pearson Education.（クーハー M. 舩田正彦（監訳）（2014）．溺れる脳　人はなぜ依存症になるのか　東京化学同人）：薬物依存になぜ陥ってしまうのか、当事者がなぜ薬物をやめられないのか、そのメカニズムを図表によりわかりやすく説明している。

＊引用文献＊

Ahmedani, B.K.（2011）．Mental Health Stigma: Society, Individuals, and the Profession. *Journal of Social Work Values & Ethics* 8（2）：4-1~4-16.

Brener, L., VON HIPPEL, W., & Kippax, S., Preacher, K.J.（2010）．Attitudes: Health Professionals　The Role of Physician and Nurse Attitudes in the　Health Care of Injecting Drug Users. *Substance Use & Misuse*, **45**：1007-1018.

Ford, R., Bammer, G., Becker, N.（2009）．Improving nurses' therapeutic attitude to patients who use illicit drugs: Workplace drug and alcohol education is not enough. *International Journal of Nursing Practice*, **15**：112-118.

Gilchrist, G., Moskalewicz J., Slezakova, S., Okruhlica L., Torrens, M., Vajd R., Baldacchino, A.（2011）．Staff regard towards working with substance users: a European multi-centre study. *Addiction*, **106**, 1114-1125.

Happel, B., Carta, B., & Pinikahana, J.（2002），Nurses' knowledge, attitudes and beliefs regarding substance use:A questionnaire survey. *Nursing and Health Sciences* **4**：193-200

萱間真美・瀬戸屋希・伊藤順一郎他（2009）．訪問看護ステーションにおける精神科訪問看護の実施割合の変化と関連要因　厚生の指標, **56**（5），17-22.

Kelleher, S.（2007），Health care professionals' knowledge and attitudes regarding

substance use and substance users. *Accident and Emergency Nursing*, 15：161-165.
厚生労働省医薬食品局監視指導・麻薬対策課（2012）．全国の精神科医療施設における薬物関連精神疾患の実態調査．麻薬・覚せい剤行政の概況．
倉田健一，田村達辞，近藤直樹，成瀬暢也，伊豫雅臣，尾崎茂，小沼杏坪（2006）．薬物（アルコールを含む）関連障害に関する精神科医師の意識調査結果について　精神科救急．vol.9 pp.102-106．
Lloyd, C. (2010). Sinning and Sinned Against: The Stigmatisation of Problem Drug Users, UK DRUG POLICY COMMISSION bringing evidence and analysis together to inform UK drug policy.
松本俊彦・今村扶美・梅野充・岡田幸之・尾崎茂・小田晶彦・上條敦史・柑本美和・小林桜児・津久江亮太郎・成瀬暢也・比江島誠人・吉澤雅弘（2006）．薬物関連精神障害の臨床における司法の問題に関する研究　平成18年度厚生労働科学研究費補助金　分担研究報告書
宮城純子・森田展彰・中谷陽二（2009）．触法精神障害者に対する看護関係者の認知　モデル事例を用いた分析　日本社会精神医学会雑誌, vol.18 no.1, pp.6-17．
西村直之（2003）．薬物依存症看護なんて大キライ？　精神看護　vol.6 no4 pp.14-27．
小野誠二，谷口武則，岩井智美，本田ふじ子，巻田敏夫，下原千夏，下原篤司，小沼杏坪，津久江一郎（2009）．アルコール・薬物依存症に対する訪問看護のあり方に関する一考察――「医療法人せのがわ」における精神科訪問看護の実態調査から――．日本アルコール関連問題学会雑誌, 11, 89-97．
Pillon, S.C. (2003). NURSES' TRANING ON DEALING WITH ALCOHOL AND DRUG ABUSE: A QUESTION OF NECESSITY, Rev.Hosp.Clin.FacMed.S.Paulo 58(2):119-124.
Rassool, G.H., & Rawaf, S. (2008). Educational intervention of undergraduate nursing students' confidence skills with alcohol and drug misusers, . *Nurse Education Today*, 28：284-292
Skinner, N., Feather, N.T., Freemann, T., Roche, A. (2007). Stigma and Discrimination in Health-Care Provision to Drug Users: The Role of Values, Affect, and Deservingness Judgments. *Journal of Applied Social Psychology*, 37 (1), 163-186.
寳田穂（2008）．薬物依存症をもつ当事者の活動と看護――価値観の揺らぎを通してみえてくる患者　看護師関係とは　精神科看護, 192, 12-17
VanBoekel.L., C., Brouwers, P.M.E., van Weeghel, J., & Garretsen, H. (2013). Stigma among health professionals towards patients with substance use disorders

and its consequences for healthcare delivery: Systematic review: Drug and Alcohol Dependence,**131**: 23-35.

渡邊敦子,末次幸子,近藤宏,宮本真巳(2009).物質関連障害の重複障害例に対する課題の検討——訪問支援を中心とした治療経過から アディクションと家族,25(4),319-327.

WHO-ICN – World Health Organization (1991). International Council of Nurses. Nurses Responding to substance abuse, Geneva.

全国訪問看護事業協会(2008).精神障害者の地域生活支援を推進するための精神科訪問看護ケア技術の標準化と教育およびサービス提供体制のあり方の検討 報告書

【依存症者のミカタについて考える:見方と味方】

　依存症ほど、ミル人、ミル場所、ミル瞬間で異なったミカタになるものは無いと常々感じている。ここでは、依存症を病気という概念に限定して考える。というのも、この問題を抱えた人たちに関わるのは、必ずしも医療従事者だけではなく、司法関係者、行政関係者、職場、家族等考えればきりがないからである。何から手をつければよいのかがわからなくなり、ますます依存症の人たちが面倒くさく感じてしまう。

　では、「異なったミカタ」について具体的にどのような現象が医療の現場で起こってしまうか考えてみよう。いわゆる入院機関に姿を現すのは、大半は中毒症状が現れている時である。入院初期には、まず離脱症状を安全に乗り越えられるかを考える。というのも、せん妄が出てしまえば他の事故につながる危険性があるし、離脱には身体症状を伴うため感情的にも乱れ、場合によっては暴言暴力器物破損といった形で表現される場合もあるからだ。さらに、離脱期を乗り切っても、次の試練がある。あんなに苦しんでいたにもかかわらず、彼らは入院すると今度は病棟での生活がとても不自由に感じられる。自由を求めるがゆえに、病棟で決められた日課を行わない、他の患者とトラブルを起こすなど、あの手この手で集団生活の規範に沿わない行動をとる。そして、その行動を注意する看護師に反発する。そうなってくると、看護チーム全体で対策を考え、あの手この手で応戦しようとする。対策に追われるあまり、彼らの内面を理解し、それに沿っていこうという治療的な関わりがとれなくなってしまう。そのかわりに、薬物やお酒の使用、またそれがやめられないのは、彼らが道徳心に欠けているからだという理解を、無意識にし始めるようになってしまう。その頃には、彼らはもう二度と薬物やお酒に手を出さないから大丈夫、と言って退院し、残された病棟の看護師は、これまで懸命に対応してきた苦労は何だったのだろうかという無力感

で心がいっぱいになる。

　では、地域での支援・活動にはどのようなものがあるのだろうか。外来診療、自助活動、アウトリーチなどが選択肢として考えられる。私の場合には、外来診療を行う医師と連携して自助活動、アウトリーチという形で彼らをミテいる。病棟勤務していた頃との大きな違いは、依存症は病気だという確信である。

　週に1回だけの訪問日を外せばよいのに、直前に使ってしまう人。薬を使っていないと言いながら部屋中目張りをして外部からの何かの侵入を拒んでいる人。潰れた血管に注射器を何度も刺しながら、止められないと泣いて訴える人。快楽のために使っていたはずが、行動を起こすために（たとえば朝起きるため）使う人。誤った量を使ってしまい死んでしまう人。精神症状が強く出て、自殺する人。

　私が地域でミル彼らは、やめたくてもやめられない人たちである。

　薬物依存症で入退院をくり返している人は仕事ができず、親か行政に生活を保護されている人がほとんどである。保護されている生活を楽でいいと思う人もいるかもしれないが、彼らの生活を見ていると必ずしもそうではないことがわかってくる。生産的な活動を伴わない保護された環境とは閉塞感でいっぱいなのである。たとえばその状況を抜け出すために仕事に就こうと頑張ってみるものの、履歴書の空白（病院や刑務所で働かなかった期間）は埋めることができない。また運よく仕事に就けたとしても、対人関係のストレス・薬を使わない仕事の非効率性など健康な人にはわかりづらい感覚で生きていかなければならない。さらに、薬を使うことで多くのものを失った彼らはそれを取り戻すかのように必要以上に努力をする。忘れてはならないことは、そもそもこの段階で彼らは人生でもっとも大切にしてきた薬を手放しているという事実である。大事なものは人によって違うが、彼らにとっては薬であったはずである。もちろん、薬を好きで使っているとか嫌いなのに使っているとかは、ここでは考えていない。薬は家族や友人、仕事やその他もろもろよりも優先順位が高かったという意味である。薬は何かを改善させるために使うわけであるから、薬物依存症の彼らがこの空虚感を改善させるために、再び薬を使ってしまうことを想像するのは難しくない。薬を使えばどうなるか彼らはわかっている。薬物やアルコールの使用機会や使用量をコントロールすることも、使用をやめることもできない彼らは、病院に入るか刑務所に行くかの選択肢しかなくなっていく。そして失敗体験を積み重ねていき、いずれ生きるか死ぬかの選択肢になっていくのである。私は、多くの死んでいく依存症の彼らを見てきた。使っても死ぬし、やめても死ぬ厄介な病気である。だから彼らの状況―閉塞感、空虚感をもって生きているということを少しでも知ってもらえたらと願っている。

一方、この人はやめられないだろうと思っていた人がやめて楽しく社会生活を送っているのも見てきた。その彼らの特徴は、一人ではなく薬をやめ続けようと努力する仲間がまわりにいるということである。同時に、やめ続けるために多くの支援者（医療従事者も含め）もまわりにいる。逆に一人でやめ続けている人を見たことがない。だから回復していく過程に必要なものは、彼らのミカタではないかと思っている。
　幸せなことに今の日本には、さまざまな依存症回復プログラムがあり、回復を目指す道具が選択できる時代になっている。私はそのどれもが素晴らしいものだと思うのだが、道具にこだわりすぎて大事なものを見失ってしまうことも危惧している。大事なことは、彼らがその道具を提供できる場所から孤立しないこと。そのためには、彼らの失敗に付き添うことも必要なのかもしれない。プログラムには、大抵、方法のほか期間と有効性が示されていて、知らず知らずのあいだに私たちは、その結果に導こうとする。つまり、彼らの意志をコントロールしようとする傾向に陥りやすい。一方で彼らは、生きていく様々な選択を、「そうではなくて…」と言われ続けた人たちである。悪い結果が想定される彼らの意思決定であっても、うまくいくかもしれないと信じることは、信じてもらえない経験の多い彼らには大事なことだといえる。想定された通り、うまくいかなくなった時に、あそこだったらとか、あの人とだったらもう一度やり直したいと思うことができれば、失敗した仲間として私たちに求めるものが変わってくるかもしれない。また仮に、想定に反してうまくいった時に、それほど嬉しいことはないかもしれない。いずれにせよ、彼らに必要なのは、これでよくなるという特効薬ではなく、一緒に失敗してくれるミカタの存在なのではないだろうか。なぜなら、特効薬を求め続けた結果が依存症であるとも考えられるからだ。
　私は毎日50〜60人の薬物依存者とつきあっている。今ここで変わらなくても、気づくと変わっている彼らをミルことがとても励みになる。病棟勤務していた頃、彼らが変わらないことに苛立っていたが、本当は変わらなかったのは私自身の方だったことを毎日痛感している。同時に、私があの時変わることができなかったのは入院していない時の彼らのイメージがわからなかったからである。だからここで知ってほしいことは、彼らの地域生活はそれほどパラダイスではないということ、そして彼らが私の前に再び顔を出してくれるのは喜ばしきこと、ということだ。

（山田義則）

Chapter 7 精神科病院で出会う依存症の当事者

■キーワード：依存症、否認、正当化、嘘、セルフ・エスティーム■

　本章では、医療現場で出会う依存症者の姿を思い返しながら、依存症を抱えてきた人の対人関係の特徴とそれらへの対処のしかたについて検討していきたい。第5章で述べたように、依存症の回復とは、単に依存している薬物をやめたり、依存行動が止まったりするということだけではなく、依存症者の行動や対人関係のパタンが、依存症的なものから健康なものへと変化する、ということそのものである。そのために依存症的な対人関係の特徴を知ることは、依存症者とその回復を理解するためには重要なことである。ただ、その場合依存症者と言っても今依存行動のまっさかりにあるのか、止まってすぐなのか、止まって期間を経て回復段階が進んでいるのか、などによって対人関係のあり方はさまざまに異なっていく。そこでここでは、医療現場で依存症回復のわりあい初期段階にある人を想定して行動や対人関係のパタンや対応のしかたについて書いてみたい。

　ところで、ともすれば本人はまわりの人々の感情を混乱させ、逆なでするような言動をとることが多い。家族やまわりの人々はこうした言動によってストレスを感じ、無力感をもったり、落ち込んだりする。時には傷ついてしまって自分自身の精神的健康が損なわれてしまうようなことも起こる。

　それを予防するためには、依存症本人の行動や感情のパタンについてよく理解し、それがどのように回復しうるのかを理解している必要がある。依存症の行動や感情、対人関係について知ることは、本人への治療的対応や回復を支援するために必要であるだけでなく、家族や関係者が自分自身の心や健康を守るためにも必要なことがらなのである。

■■■ 1．医療現場での依存症治療 ■■■

依存症治療は現状では精神科病院で行われている。アルコール依存症はアルコール性肝炎などとも関連が強く、消化器内科などにもアルコール依存症を合併している患者は多く受診をしているが、依存症を治療対象としてとらえているのは精神科医療である。

精神科の多くの医療機関ではアルコールや薬物による精神的ななんらかの不調をもつ患者の診療を行っているが、依存症治療を標榜しているのは、一部の病院やクリニックである。なかには依存症専門の入院治療やデイケアを提供している病院やクリニックもある。

多くの医療機関では本人、家族や関係機関からの予約を受けて相談や予診を行って、その上で診察、検査などの結果、治療方針を立て、ご本人に提案していく。本人がアルコールや薬物の影響で急性の精神運動興奮状態を示している場合などには、家族や警察など関係者からの情報をもとに診察を行い、精神保健福祉法の規定に基づいて本人の同意によらない、非自発的入院が行われることもある。また、家族に対する心理教育も重要で、依存症治療を標榜している医療機関のほとんどでは、家族向けの心理教育プログラムや家族同士で語りあうミーティングが提供されている。

さて次の節からは、外来や入院治療において、依存症者に特徴的に認められる行動や対人関係についてみてみよう。

■■■ 2．依存症者の対人関係の特徴 ■■■

（1）否認とは

否認とは、依存症患者がみずからの疾患を認めようとしないことを指している。たとえば家族や上司などから飲みすぎを指摘されたり、断酒を勧められたりしても、みずからに飲酒による問題があることや、みずからが**依存症**であることを受け入れようとしないことを指す。

本人は「ちょっと羽目を外して飲み過ぎることは誰にでもあるでしょう」、「こんなにストレスの多い会社や世のなかでは飲まずにいられない」などの理由をあげてみずからの飲酒について説明しようとする。そのことはもっともであるが、周囲が心配になるほどの飲酒量や頻回の飲酒に至る理由としては疑問である。

　否認は、前提として依存物質が脳に悪影響を与えることによる健忘の影響を考えておく必要がある。大量に飲酒すると「居酒屋をハシゴしたらしいが二軒目から覚えていない。どう帰宅したのか覚えていないが朝は自宅で寝ていた」というように、飲酒している時のことを忘れてしまう体験（ブラックアウトという）をすることがある。このために酔った時の自分自身の問題行動を忘れてしまう、ということがある。

　ただし長期間にわたって問題行動をくり返しているのにみずからの飲酒の問題を認めようとしないということには、2つの心理的要因があるだろう。1つがみずからの身体に対する不安である。まわりにいる人にもわかるほどの程度まで自分の体がアルコールの悪影響を受けていることや、断酒することを検討しなくてはならないほどの程度の衰えがある、ということに対する不安を受け入れることができないため否認するのである。

　もう一つは、アルコールがもっている「**男らしさ**」という要因である。「飲酒ができる」、「鯨飲（大量飲酒）して疲れることを知らない」これこそ「男らしい」という、イメージである。女性の場合でも、「アフターファイブには飲酒でもしてストレス解消して、昼間は男性に負けないで仕事もできるイケてる女性」というイメージがあるのではなかろうか。

　つまり「自分の肝臓が酒に耐えられなくなってきた」、「実は二日酔いがつらくて仕事に差し支えが出ている」と認めることは、「自分は男らしくない」、女性の場合でも「イケてる女性ではない」と認めることになってしまう。

　このことが邪魔をして依存症を認めることを困難にしている。一時的には、**ブラックアウト**によって、本人は実際に自分が飲酒して酩酊状態での行動を覚えていないことも影響しているだろう。しかし、酩酊状態での問題行動がくり

返されてきて、周囲の人から見れば、当然、自分の問題に気がついているだろうにもかかわらず、みずからの問題を認めることができないのは、上記のような心理的な要因によるものなのである。

　否認にはもう一つのタイプがある。「自分は酒さえやめれば、他には何も問題がない」というものである。時間をかけて回復に向けてのプログラムに取り組んでいくと、みずからが飲酒によって解決しようとしていた、根本にある問題に気づく時がくる。そもそもなぜあんなにも多くの酒が必要であったのか、酒で忘れようとしていたのは何だったのか、その点について考え自分の人生をふり返ることが、本当の意味での治療につながり、飲酒の必要がない人生への転換の契機になる。

　この問題の存在を認められないことが「**第二の否認**」である。これは回復プログラムに取り組み始めた人がよく口にする言葉に集約できる。つまり、「他のメンバーほど、自分はひどくない」という言葉である。つまり他のメンバーとの共通点よりも、相違点に注意が向いて、「自分とは違う、自分はあんなに重症ではない」という気持ちになるものである。これが「第二の否認」の現れである。

　もちろん人それぞれ状況は異なっており、重症度にも差がある。ある方は身体症状が強く出ていて苦しい思いをくり返しており、ある方は職場や家族を心配させることを気に病んで苦しんでいる。しかしこうした違いがあっても、依存症としての共通点がある。やめたいと思ってもやめられないことから来る、さまざまな苦しみである。そこに目を向ければ、他のメンバーとみずからの共通性がみえてきて、取り組むべき課題にも共通したものがあることを感じることができるようになる。

　実はこのように他メンバーとの共通点を認めて、それぞれの体験談を語り、他メンバーの体験談を聴くこと（体験の**わかちあい**）は治療的意味が大きく、こうした経験のなかで依存症からの**回復**のための治療プログラムの意義が理解され、それまで苦痛が強かった断酒の継続や、拒否感をもっていた**自助グループ**への参加に取り組むことが楽にできるようになった、という人は少なくない。

「なんとかがんばって断酒して生活を立て直していこう」という意欲はもっていても、長期間やめ続けることは、自分ひとりのがんばりでは難しいことが多い。体験をわかちあうなかで回復のモデルとなる先輩たち（「**先ゆく仲間**」という）や仲間同士で、時には励ましあったり、笑いあったりしながらグループの力を借りて回復への長い道のりを歩むことは有効であろう。

このように否認には治療導入にあたって疾患の存在そのものを認められない場合と、自助グループなどの長期的な治療的取り組みにあたって同じ立場の人たちとの共通点をなかなか認められない場合との2つのパタンがある。

（2）依存症者のつく「うそ」について

依存症者はうそをつく。それも実に自然に、本当らしいうそをつく。飲酒したことを隠す。飲酒したりお金が必要だったりした理由を、上手なうそで説明する。曰く、「飲んでなんていない」、「口がにおうのは食べた料理のせい」、「お金がないのに飲んできたはずがない」、「顔が赤いのはちょっと急ぎ足で来たから上気しているだけ」などなど。

このように飲酒したことを隠そうとする場合はとても多い。それは、本人のことを心配してくれている家族やまわりの人を心配させたくない、という思いからのことが多いように思われる。また脳器質的な理由である場合もある。酩酊していて覚えていないことを、なんとか糊塗しようとして結局うそをつくことになってしまうような場合もある。

そのほかにも、酒や薬物を手に入れるためにいろいろなうそがくり返される。依存症者は、飲む理由を探す名人である。なんとか飲みやめたいのにそれができない事情を、家族や大切な人にわかってもらいたくて言葉を尽くすような人もある。それがまわりからは「うそ」、「**正当化**」に見えるのである。本人の立場からすれば、事実をごまかそうとしたり、不面目を糊塗したりするためにうそをつくのではない。「本当に飲みやめたいのに飲酒してしまう」という依存症の本態のために起こっている事実をなんとか説明したい、といういわば人間的な努力の結果なのである。

そこで経験のある治療者はこのようなことを言ったりする。「依存症者の『言葉』は信用しないことにしている。信用するのは彼らの『行動』である」。つまり、「酒や薬物を金輪際やめる」などという言葉そのものは聞いたとしても、それを実行することが難しいことが依存症の本態そのものであり、言葉よりも酒や薬物をやめるためにどのような行動が実行できるか、行動の方を観察する、ということである。
　だからといって「『やめる』と言ってもそんなのあてにならないよ」と本人に言う必要もない。その時点では依存症者のやめたい気持ちは本当のもので、その時点でうそをついているのではないので、本人は心外だと感じるだろう。それよりも、「じゃ『やめる』ために何をしようか、病院に行こうか、カウンセリングに行こうか、いつ行こうか」というふうに、決意を行動に具体化する。そしてそれが実行できるのかを観察することの方が必要である。

（3）怒り、他人を責める人

　次は「怒り」である。この場合にも脳器質的な変化が前提にあって、忘れてしまったことを指摘されて怒っているような場合もあるが、対応する時には怒りの背後にいろいろな感情があることを読み取ることが大切である。反発心や反抗心、被害者意識、義憤、**他罰**、**好訴的**、こだわりである。
　反発心や反抗心は権威的な存在への反発である。親や医療者や教育者のような権威的な存在からの押しつけを本人たちは「管理されている、やらされている、押しつけられている」と感じる。そのことに対する反発心である。
　依存症者は経過のなかで、さまざまな権威的な立場の人たちから叱られている。親や年長の親戚、上司や先輩、教師、宗教者、医師、裁判官などの権威的な立場の人から飲酒や薬物乱用について注意を受けたり、説教されたりすることがくり返されてきた。本人自身もなんとか問題を克服しようとしてきたが、そのことが理解されず、くり返し注意されてきたために、権威的な立場の人すべてに不信感や失望を感じていることがあり、これが反発心や反抗心につながるのである。

それから、依存症者のなかには**被害者意識**をもつ人がある。表面的には、家族や飲酒の上での問題行動によって、家族や職場の人たちに迷惑をかけている、いわば加害者ではないかとも見えるが、本人自身は逆に**被害者意識**をもつ場合が多い。曰く「妻や職場が自分の真価を理解してくれない」、「こんな親のもとに生まれなければもっと違った人生が送れたはず」、「世のなかが良くない、政治の責任だ」などなどで、これらは実に人間的な思いでもある。誰でもちょっとした苦境に立たされた時、そういう思いを抱き、愚痴を言うことでストレス解消になるようなこともあるだろう。しかし依存症者は飲酒や薬物を使って酩酊した状態で、これらのことを強く訴えることがあるので問題になってしまう。

　さらに**義憤**とは、本人なりの論理に基づく正義の怒りである。たとえば病院の待合室で携帯電話を使っている人を怒鳴りつけたりする人がある。本人にしてみれば「禁止されている場所で使っている相手が悪いし、待合室にいる他の患者さんのなかには、不快感をもっても言い出せないような人も多いだろう、だから自分が代わりに言ってあげた」という気持ちである。そのことそのものは誠に理に適っている。ところが多くの場合には、あまりにも本人の怒りの表現がすさまじく、相手の人とケンカになってしまってかえってまわりの患者さんが怯えてしまう、などということが起こっている。「こんなに恐ろしい人のいる病院は受診したくない」と通院先を変えることを考える人があったりする。

　こうした怒りを表現する人にはどのような対応をすればよいだろうか。

　まず、権威的な言い方をしないこと、命令しないことである。本人なりの感情を尊重して、多少理不尽やムリな理由づけがあったりしてもひとまずは傾聴する。本人の言い分を受け止めた上で、しかしどのような問題が起こっており、それによってどのような影響をまわりがこうむっているのか、本人に伝わるように話していく。

　たとえば、家族会議や診療の場で本人に治療的な対応をする場合、親や関係者の提案の方が、本人が自分で考えて出した解決策よりもより徹底的だったり、より良かったりするのは当然のことである。親は「入院して依存を絶とう」と言っても、本人は「もう一度だけチャンスがほしい。なんとか通院でやりたい」

と言ったりする。親や関係者はなぜ本人がこの当然の提案に従えないのか、と思ってしまう。しかし当然のことを言われるからなお従いたくなくなってしまう、かえって反抗心や反発心が刺激されてしまうのも人間心理としては自然なことである。

　たとえばこんな話がある。18歳の入院患者さんが「1日1箱すっていたタバコを10本に減らします」と宣言したことがある。「1日10本でガマンできるようになったら、今度は禁煙します」と。そこでスタッフAさんは、「何を言っているのですか。18歳は未成年だから喫煙は1本でも法律に反します。すぐに禁煙なさい」。スタッフBさん「よく宣言したね。じゃ10本でがんばれるように応援するよ」とほめてあげた。この場合には、Aさんの主張はもっともであるが、権威的で本人の反発心を強めてしまう可能性がある。治療的対応としては、Bさんの言い方の方が有益だろう。本人は自分の努力を認められ、より治療関係が深まる可能性がある。

　しかしながら、治療の現場というものはそう単純ではない。入院病棟である現場で、まさか未成年の患者の喫煙を容認できるはずもない。スタッフ会議では禁煙を申し渡すことにして、Bさんは担当者としてこっそり「がんばったね。よく決めたね」と他のスタッフには内緒で、喫煙本数を減らした本人を励まし続けたのであった。

（4）セルフ・エスティーム（自己肯定感）について

　セルフ・エスティームとは依存症を理解する鍵になる概念である。依存症者は自分を「大丈夫だ」と受け止め、許し、安心することができない。自分自身にどこか落ち着けないもの、居心地の悪さ、居場所のなさを感じている。

　自分が「これでよい」、「ありのままでよい」と感じることが難しいのである。その居心地の悪さを忘れるために、あるいは一時的な居心地のよさを得るために一杯の酒が必要になるのである。

　依存症者がセルフ・エスティームを抱きづらいのにもいくつかの要因があるだろう。まず、生育歴上のなんらかの原因でセルフ・エスティームが醸成され

るだけの安定的な養育環境が失われてきた、**愛着の剥奪**が起こるような事態を経験している場合である。たとえば若年期における親しい人との離別体験や、マルトリートメント、被虐待などの体験がある。いちがいに依存症の原因が生育歴上の出来事にあるということはできないが、臨床的な観察においては、生育歴上の不幸な体験が本人のセルフ・エスティームの醸成にマイナスに働き、依存症発症のひとつの契機になっているようにみえる場合もある。

　また、依存症の進行を経験していくなかで、みずからがアルコールや薬物のコントロールができなくなっていき、それが本人のセルフ・エスティームを損なっていくようにみえる場合もある。依存症はみずからの意思に反して飲酒や薬物乱用をくり返し、その結果として社会的にも大きな問題が生じていく疾患である。つまり、みずからの人生を自分自身でコントロールしていくことが難しくなる疾患である。その経過のなかで、失敗体験がくり返され、セルフ・エスティームが損なわれてしまう場合もあろう。

　依存症者のなかには「自分が回復できるなんてとても信じられない」と言う人がいる。これまでの失敗経験から、とても回復への取り組みが成功すると予想することができない、そのくらい疾患の経過のなかで傷ついてしまっている、ということである。つまりセルフ・エスティームが失われ、希望をもつこともできなくなってしまうのである。希望を与え、セルフ・エスティームが少しずつ高まるプロセスが依存症が回復するプロセスそのものといっていい。

（5）依存症者をめぐる人間関係

　ここで依存症者のまわりにどのような人々がいるか考えてみよう、家族、配偶者、親、息子や娘、きょうだい、職場の上司、同僚、部下、仕事相手、同業者、学生だったら先生、同級生、お世話になっている学校職員などなど。

　考えてみれば人間とは誰でも孤独なものである。自分がどうしたとて誰も気にもとめてくれない。しかし一方でこんなにたくさんの人々が、自分のまわりにいて、少しずつかもしれないが自分のことを気にしてくれているのも事実である。しかしこうして周囲の人々に**配慮**されているという、そのことが認めら

表7-1　依存症者の対人関係

- 怒り／反発心／反抗心／被害者意識／義憤／他罰的／好訴的／こだわり
- うそ／正当化／強弁／健忘
- 後悔／悲しみ／虚しさ
- みずからの回復が信じられない／うつ（自称「うつ」）／情緒不安定
- 惚れこみ／恋愛

れず、さまざまなネガティブな反応をしているのが依存症者の心や対人関係の特徴であると言える。依存症者が抱きがちな孤独感、被害者意識、無力感や虚無感、セルフ・エスティームの低さによって特徴的なパタンを示すのである。

　依存症者の対人関係は、表7-1に示したように、さまざまな形をとって表現される不安定さを特徴としている。さらに、聞いた人が驚くような激しく強い表現になることも特徴である。本人の内面と表現とのあいだに乖離があって、内面的には繊細に苦しんでいても、外からみると**尊大**だったり**自己中心的**だったりと感じられることもある。

　これらの基盤には、やはりアルコールや薬物の脳器質的な悪影響がある。アルコールや薬物は、脳に直接的に急速に作用して快感や酩酊状態を作り出す。こうした作用がくり返されるうちに、脳器質的な変化が起こって、断酒断薬した後もこの脳器質的な変化は遷延することがある。脳機能のある種の偏りが持続して、健忘（もの忘れ）やイライラ、情緒的不安定などが遷延することがある。

　この脳器質的な変化に、これまで述べたような心理的傾向が、重ねあわせられ、表現されているのが依存症者の対人関係の特徴や不安定性なのである。

（6）依存症者の親密さ

　さて、人はみな恋をする。恋とは美しい感情である一方で、相互の気持ちがかみあわないと、ストーキングやハラスメントにつながるやっかいな感情でもある。依存症者には、その感情のかみあわせが難しい場合がある。

　たとえば一緒に飲酒すると、酒の影響で気持ちがかみあったように錯覚して盛り上がることがあるだろう。そして翌日になって、どうしてあんなに盛り上がってしまったのかわからなくて戸惑うようなことがある。恋愛のような強い人間関係が一夜にしてできあがってしまったような錯覚を抱かせるのが、酒や

薬物である。

　依存症者は上記のようにセルフ・エスティームが低いために、「自分が好かれるわけない、愛されるわけがない」と感じていて、徐々に仲良くなる感覚がわからない場合がある。つまり、依存物質の力を借りて、初対面の人と大親友や長年の交際相手のような親しい関係になったかのような錯覚をもつ。まるで「**運命の人**」と出会ったとでもいうような、高揚した気持ちになるのである。そのために、しばらくして相手の態度や性格に失望して今度はケンカになったりすることも多い。いわば錯覚のなかでの出会いであるので、本当に共同作業を少しずつ積み重ねて得られたような安定的な友人関係や交友にはなっていなかったのである。

　性愛にも問題のあることがある。だんだんと親しくなって、究極的に誰かを愛することが肉体的性愛につながるわけであるが、これが倒錯してしまうことがある。つまり親しくなる前に、肉体的に結合されることで、気持ちの親しさを確認しよう、という順序の逆転が起こる。そこで「**恋愛依存症**」と言われるような、倒錯的だったり刹那的であったりするような人間関係に入っていく人もある。

　さらに、依存症者と家族とのあいだに起こる事態を想像してみよう。依存症の発病や経過には家族関係が反映するとされる。たとえば、家族が本人の体を心配して酒や薬物をやめるように勧めたり、哀願したりすることがある。すると本人はかえって「口出しされるとイライラする」などと言って飲酒したりする。これを「**イネイブリング**（4章参照）」というが、こうして心配すればするほどその逆の現象を引き起こすような逆説的なことが起こる。愛情をもって思いやるという人間のもつ交流そのものが逆説的に症状の悪化につながりうるようなことが起こるのである。依存症を「**愛の病**」ということもできるだろう。自助グループでは依存症を「**巧妙で不可解な愛の病**」と言ったりする。

■■■ 3．治療者や支援者について ■■

（1）依存症に関わる多様な支援者

　依存症の回復支援にたずさわる人たちには、多様な職場の多様な職種の人々が含まれる。とくに専門的なのは、医療機関で専門的医療にたずさわっている医師や看護師、あるいはソーシャルワーカーや臨床心理、作業療法士などのコメディカルスタッフ、精神保健福祉センターなどで特定相談にあたっているスタッフ、回復支援施設で働く回復者スタッフなどである。

　依存症回復支援に専従ではないが、かかわりの強い人たちとしては、行政での相談などに関わる保健所保健師や生活福祉ケースワーカー、内科や整形外科、婦人科などで依存症者の身体的加療にあたっている医療スタッフ、司法関係では、更生保護施設職員や保護司などがある。民間などで心理カウンセリングにあたっているような人のなかにも依存症相談に詳しい人がいる。

　とくに依存症とかかわりが深いわけではないが、メンタルヘルスや関連する援助の過程で依存症者と関わることがある人々としては、児童福祉関係や婦人・女性相談関係のスタッフ、高齢者の支援にあたっている施設や包括支援センターのスタッフやホームヘルパーなどがあろう。

　職種としては、医師、看護、福祉、保健、心理などで、およそ対人援助に関わるような現場や職種の人々の多くは、どこかで依存症の回復支援に関わる可能性がある。

　上記のように、種々の職種の支援者が、種々の場面で依存症者と出会うことになるわけであるが、支援者自身がかなりのストレスにさらされると言ってよいだろう。さらに支援者の側では出会う依存症者に対して情報がないままに関わる、関わらざるをえない場合もあり、そうした際にはさらにストレスが大きいこともあるだろう。

　そこで依存症者の対人関係のパタンや、それによって起こる自分自身の反応について知ることは、家族や専門的な機関の支援者にとっては、文字通り「死活問題」まさにみずからの健康や生活を守るための生き残りに必須の知識にな

ると言えるのである。次の項では、支援者の側に起こる反応について述べてみたい。

（2）逆転移

逆転移とは精神分析の実践のなかで生まれた用語である。患者から本来は治療者自身以外の対象に向けられるはずの感情が治療者に対して向けられることを**転移**という。たとえば抑圧的な父に対して子ども時代に感じていた怒りを現在の治療者に対して向けるようなことを指している。精神分析治療においては転移を治療的に扱うことが重要とされている。

これに対して本来、患者以外の対象に向けられるはずの治療者側の感情が、患者に向けられることを逆転移という。医師の側に解決されない感情的な問題があり、これに関連して、患者に対して拒否感をもつような場合を指している。たとえば息子とのあいだに葛藤を抱えた医師が、若年の男性患者に対して拒否感を感じてしまうようなことを指している。さらに患者に対する医療者の側での忌避感情などの感情的反応を一般的に逆転移と呼ぶようになった。

依存症の患者たちは逆転移を引き出す患者の典型例である。依存症そのものが**再発**（再飲酒や薬物の再乱用）をくり返すことが多い疾患であり、再発がくり返されるうちに関係者は対応に迷って**無力感**をもつようになったり、治療がうまくいかないのは自分のせいだと感じて**自責感**をもったりするようになる。しだいに依存症の治療そのものに負担感、嫌悪感や忌避感情をもつようになる。こうした状態が続くことで関係者みずからが精神的健康を損なったり、仕事そのものをイヤになってしまったりすることが起こるのである。

こうした事態を予防するためには、支援者自身がみずからの精神的健康状態について意識的になり、依存症治療の経過で起こりうる感情的な反応について知り、必要な時にはどのように対処するのかをあらかじめ理解しておく必要がある。

こうした感情的動揺や精神的な危機に際しては、それを話すことができる同僚や上司の存在や、スーパービジョンや技術的な支援を受けることができるこ

と、休暇や気分転換になる対処行動を把握しておくことなど多様な対策がありうる。自分自身がどのような方法がとりやすいのか、想定しておくことが必要である。また日常臨床のなかで依存症の回復過程を実感されるような経験を重ねておくことが大切である。具体的には、回復が進んだ人たちの話を聴いたり、回復者スタッフと協働したりすることである。自助グループのメンバーの講演や、回復支援施設にみずから足を運ぶことは、単に回復の現実を知るという意義だけでなく、自分たち自身が回復イメージをもち希望をもつという意義もあるのである。

■■■ 4. さいごに ■■

　医療や保健福祉の現場で働く人にとっては、対象者への対応は時に大変なストレスになる。「あの人の対応はどうしよう」と胃の痛くなるような思いをしたことがない支援者はいないのではないだろうか。

　とくに司法精神医療や依存症の回復支援に関わる関係者や施設スタッフにとっては、対応の難しさは他の分野にもまして強いものであろう。そこで司法精神医療や依存症の分野での対人関係の特徴について知り、対応の仕方について考え、実践することは、それら以外の分野に関わる関係者やスタッフにとっても役立つと考えられる。

　この書籍に収められた文章が、医療や保健福祉の現場で働く多くの人々の役に立ち、ひいては患者や対象者、クライアント自身にとって役立つものであることを願っている。

（梅野　充）

図書案内

東京ダルク支援センター（1999）．回復していくとき――薬物依存症者たちの物語　東京ダルク支援センター：回復の過程にある依存症者の語った内容を本にしたもの。こんなに多様な経験を経た人々が、しかし薬物というものと出会って、一時的に薬物に助けられ、しかししだいに手放さざるをえなくなり、どうにかしようと悪戦苦闘し、その後に回復を目指して穏やかな生活を手に入れるまでが生き生きと語られている。この本の入手に関する周

い合わせは東京ダルクまで。
上岡陽江・大嶋栄子（2010）．その後の不自由——「嵐」のあとを生きる人たち　医学書院：本人の立場からの「当事者研究」の結果として結実した本。正に当事者からの立場から彼らに寄り添うように具体的で実感を込めて記載されている。
なだいなだ・徳永雅子・吉岡隆（編集）（1998）．依存症（アディクション）——35人の物語　中央法規出版：依存症にもいろいろあり，回復にもいろいろな道筋があることがわかる当事者の物語。
仮屋暢聡（2009）．アルコール依存の人はなぜ大事な時に飲んでしまうのか　阪急コミュニケーションズ：永年、患者や家族に寄り添うように臨床を続けてきた医師による依存症をわかりやすく述べた本。
フィリップ・K・ディック（1977）．スキャナー・ダークリー（暗闇のスキャナ）　早川書房：本来、人体の「異物」であるはずの薬物使用がどのように人間の精神を変質させるのか、をテーマにしたSF小説。アニメと実写を合成させて映画化もされている（2006年米国映画、主演はキアヌ・リーブス）。

【精神科病院で看る依存症の当事者とのかかわり】

　私は精神科救急病棟で働いているが、近年依存症、とりわけ薬物使用者の入院が増加傾向にある。依存症の専門病棟のない当院において、薬物依存症の入院患者がどのような経過をたどるのかを説明するために、1つの事例を紹介したい。
　＜Aさん＞20歳男性　診断名：薬剤性精神病、精神発達遅滞、被虐待
　中学生の頃よりシンナーやタバコの常用があり、補導歴も多数あった。経済的理由で高校を中退後、仕事を転々とし反社会的勢力に所属していたこともあった。その頃より、マリファナ、コカイン、ガス、危険ドラッグの使用があり、近年注察感が出現していた。1年前に生活保護の受給を開始し更生施設に入所したが、入居者とトラブルを起こし、祖父母宅へ身を寄せていた。しかし、祖父母に対しても暴力的となり、ある日包丁を持ち小学校で奇声をあげていたため、警察官に保護され、当病棟へ措置入院となった。
　入院時から粗暴な言動が多く、隔離拘束と点滴治療にて鎮静を試みたが、「殺すぞ」などの暴言、蹴るなどの暴力が続いていた。直後に過度な反省を示すものの、暴言・暴力はくり返されていた。拘束の解除も試みたが、くり返される暴言・暴力により入浴や食事などの日常生活以外で拘束解除を行うことは困難であった。時には寂しさを訴えたり、静かに話ができることもあったが、結果として約1ヵ月の入院のあいだ、隔離拘束処遇が継続して行われた。

祖父母は退院後のかかわりを拒否し、簡易宿泊所へ退院となったが、退院当日に簡易宿泊所より逃走し、行方知れずとなった。

　当病棟に入院してくる薬物依存症の患者には特徴があるように感じている。①非自発的入院がほとんどであること、②薬剤性精神病などのほかに、精神疾患を合併してもっていること、③患者やスタッフとのトラブルが多いこと、④支援（とくに退院支援）が困難なこと、などである。
　非自発的入院であると、入院時の急性期のみではなく、退院まで入院継続や治療に理解が得られないこともあり、そのことが暴言・暴力につながることも少なくない。診断も統合失調症や精神発達遅滞などとの合併が多く、症状の改善が見込めなかったり、複雑化していたりと、評価が難しい場合も多い。Aさんのような暴言・暴力にかぎらず、患者同士で揉めたり、過度な物のやり取りがあったり、社会的なルールも守れないことも多く、他の患者やスタッフとトラブルに発展することも少なくない。また、家族が不在であったり、援助を拒否されたり、なかには福祉関係者との約束が難しく金銭的な援助を打ち切られることもあり、退院支援が難航することも多い。
　このような状況のなかで、治療や退院の目標設定が難しい症例が多いように感じる。当院には依存症の専門病棟もなく、依存症の患者に対する支援を得意とするスタッフが少ないのも現状である。多くのスタッフが、隔離拘束などの行動制限で解決する病態や状態とは認識していないが、それ以外の対処方法が見つからなかったり、マンパワーにも限界があったりと、結果として隔離拘束処遇や、保守的なかかわりになってしまうこともある。
　一方で、「なぜこんなに暴言を言われなければいけないのか、なかなか良くなる兆しがみえない、退院先も見つからない」と、スタッフも先の見えない状況のなかでトラブルに巻き込まれたり、それらに対処することで疲労感を感じたり、時には不愉快な気持ちになることも事実である。そして、Aさんのケースのように、入院が患者にとって意味があったのか、何か良い変化があったのか疑問に思い、不全感を感じたり、葛藤を生じる症例も多くある。
　近年薬物依存症の入院患者が増加傾向にある病棟の現状に、私たちの知識や技術が追いついていないと思うこともある。スタッフの不全感や葛藤を払拭するためにも、私たちが今まで以上に知識や技術の獲得の努力をしつつ、よりよい対応について模索していく必要性があると考える。

（有本　慶子）

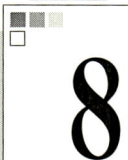

Chapter 8 依存症の当事者の地域生活の実態とそれへの支援

■ キーワード：訪問看護、依存症における回復、孤独の回避、対人関係一般

　薬物依存症の回復に対して医療機関の行うサービスは、解毒と急性精神症状の治療を主体としていることが多く、主に外来治療によって提供されるリハビリテーション等の支援の実施は少ないのが現状である。このような状況においては、訪問看護が一つの支援の選択肢として機能することが重要である。

　本章は、薬物依存症の訪問看護利用者に潜在するニーズの把握を目的に行ったインタビューをもとに検討している。インタビューでは訪問看護へのニーズとともに、対象者がこれまで経験してきたこと、薬物依存症の回復に対する考え方などが語られ、不明瞭な部分の多い薬物依存症の人の実態が、少しだが明らかになった。これらから、訪問看護という限定された支援の場面を超えた、人としての支援者のニーズについて考える。

1. インタビューのデータと分析

（1）断薬の維持は自力では不可能

　断薬しなければ自分の心身、社会的な状況などあらゆる面に悪影響を及ぼすことがわかっていてもやめられなかったという過去の自分や、治療を受けていてもなお存在する薬物使用とそれに関連する問題についての話は、インタビュー中の多くの時間を占めた。

　「人に迷惑かけるよりさ、自分で自分を薬物使うイコール自傷行為って言われてるから、ゆっくりと自殺している？」

　「薬物をしながら死ぬ一歩手前までね、ハイリスクを背負いながらトライチャレンジしているわけだから。リスクを背負いながら（薬物を）買いに行く……身

体にもすごい負担がかかるし、それでもなおかつ地獄の階段を上る。」
「密かに使って密かに自分で、家でのた打ち回るみたいな。」
「（以前薬物使用している時期に訪問看護が来て）人間としてまずかった、そういう姿見せたくなかった。テンパってるからうまくしゃべれないし、人の話を聞くのも嫌だし。」

また、身内や他人から指摘されてもやめられなかった。
「（薬物を使用している時は）記憶がないっていうよりね、そのへんがもう薬の依存の方が強すぎて、子どもになんて思われようが、薬の方が。だから皆親や兄弟が止めようがやめないでしょう。」

人によっては複数回の服役をしてもやめられなかったことを話している。
「20代の、人生で大事な時期に服役し、出所した時には浦島太郎のようだったし、刑務所暮らしは辛かったから……でも（覚せい剤を）使っちゃうんですよ。」
「（刑務所暮らしは）対人関係が大変、薬の話ばかりでもやめようと思ったけど、全部で（服役が）8回。」

仕事や趣味などに打ち込むことで断薬を試みたが、努力が報われず、仕事によるストレスが薬物使用につながってしまったことも示された。
「10代の頃からサッカーやって、薬をやめるために山小屋にも勤めたんですよ。健康はすごい早くに戻って……あれは特効薬みたいだと思った。でも一時的ですね。」
「薬がほしいから働くのではなくて、まっとうに社会に戻りたいから一生懸命働くんですよ。遅刻や注意されることが嫌だから、一生懸命やって結構認められて仕事もらえるんだけど、結構お金たまるとまた薬。」

ある人は、何か見えない力が働いて、自分の思いが覆されているような、再使用や悪化の根底にあるものはわからないという不思議な感覚を語っていた。
「生活態度が改まればコントロールできると考えていたけど、もっと根深いものがあったんでしょうね。自分でもよくわからないけど、何か根底にあってスリップしちゃった。」

治療や薬物の作用に頼っても自分の力の及ばない、どうにもコントロールで

きないものについても話された。

　「眠れないとか、夢なんだよね。一番困っているのは夢なんだよ。悪夢がもう取れない。もう死ぬ寸前までいくくらい（しんどい）。商売やって失敗した夢なんだよ。そういう失敗は実際なかったけれど。」

薬物の作用によってなんとか生活してきた、あるいは薬物の作用なしでは行動できなかったという思いも語られている。

　「最初は苦しくないんだよね、（覚せい剤を）正当化しながら使い始めちゃってるから。でもすぐに、新鮮じゃない……一番最後に使った最悪な状況になるんですよ。薬やっても全然快楽ではなくなってきて、でも動けないから強迫的にやり続けてましたね。」

　「（覚せい剤を）使うと疲れがとれるんですよね。身体が楽になっちゃう。切れるともう話もできない。ずっとやってたから、毎日。打たないと動けなくなっちゃうんですよ。」

比較的高年齢の人は、薬物を使用し始めてから現在までの時間が長いだけに、さまざまな体験をし、失敗をくり返している。後進の若い仲間と接することで若い頃は薬物使用に関連して多くの失敗をした自分をふり返り、その若い仲間に対して思うことが話された。

　「シャバで生活している時間の方が短い。少年院から合わせると20年以上（刑務所に）入っているからね。今思うとずいぶん無駄だったかもしれない。勉強ができたかもしれないし、技術を身につけられたかもしれない。（若い仲間に対して）まだまだだな、と思うこともあるもんね。でも自分のしてきたことを考えると何も言えない。若い奴のミーティングでの話聞いていると、俺もこんな考えでだめだったよなと思った。」

本気で断薬しようと決心してからも、本当に断薬できるようになるまでには時間がかかり、そのあいだに何度も薬物を使用せざるをえない状況になっていた。

　「17年間使って本気でやめたいと思って、そこからやめだすまでに2年かかって。（それまでは時々）使って、ほとんど使ってましたよ。最後に一緒に使った○

○さんが数ヵ月後に自殺したので、責任を感じたしトラウマにもなった。それでクリーンが続いている。」

（２）「普通」につきあえる人が必要

　訪問看護者との良好な関係性とその発展は、実践上欠かせないものである。司法的な処遇を受けたり、反社会集団に所属したりしている可能性がある薬物依存症の人の場合は疾患の特性から社会的な偏見をもたれがちな精神疾患のなかでも独特であり、それが薬物依存症の人の回復に影響を及ぼしていると考えられる。

　「隣近所から見られるし、すごく近所の目が厳しいし光っている。それでちょっと妄想が入ってしまって困ることがあるんだけど。薬物中毒、元薬物中毒だろうがなんだろうが、そこに住んでいるっていうことがもしばれたら、本当に住みにくいっていうか。」

　自分が偏見を感じないように、あるいは無意識のうちに自分が周囲の人とは異なるところがあると感じ、行動範囲を縮小してしまっている人もいた。

　「こぎれいな職場で、何も嫌なことはなかったんですけど、皆優しかったし、仕事もゆっくり覚えればいいって言ってくれたし……刑務所から出てきて3ヵ月目、皆とは自分は違うような、どんどん惨めになっていったような感じ。（結局仕事はやめてしまった）」

　ダルク等での仲間との交流があっても、強い孤独感を語る人は多かった。

　「（訪問看護について）最初は覚せい剤やっていないかとか監視しに来るのかな、という感じだったけど、今じゃ来てくれるのがうれしいですよ。友だちっていってもね、（薬物使用する仲間はいても）真面目な友だちっていうのは一人もいないんですよ。」

　「（薬物使用が原因で）家族と離縁して今孤独な状態なんですよ。そういう孤独な状態の時に訪問されるっていうのは心強い。訪問してもらって、孤独ではないっていうか、細い線だけどね、クリニックとここ（自宅）とつながっているって言うか。すごくさびしいのを紛らわしてくれたのが薬なんですよ。でも効き

目がずっと続いているわけじゃないから、その気分をまた上げなきゃっていうんでまた（薬を）使う。」

支援を重ねるうちに打ち解け、他愛もないことで談笑するようになっていくのだが、利用者は訪問看護者との関係をどのようにみているのだろうか。

「（訪問看護者だけでなく全部のスタッフが）家族と思って接触して、（薬物依存症には）不幸な経歴の人って結構多いと思うんですよね、裏切られたりとか。」

「お茶でも出しながら、ああ、このテレビおもしろいねとか。薬物の話が終わった後に、ちょっとコミュニケーションとるとかって。」

「仲間っていうのは一律に精神障害者じゃないですか。だから、健常者の考え方とか生活、そういうのがわからないから、そういうところ（訪問看護）で情報を得たりして自分に照らし合わせるっていうことなのかな。」

自分がもし急死した場合に、2週間に1回訪問看護があれば、死後2週間以内に自分の遺体を発見してくれるから安心だと語る対象者も多かった。

「一人だからその時に携帯で119番すぐ押せるくらいならいいけど、脳とかボーンといっちゃった場合はできないから、来てもらうことがすごいありがたいなって思ったね。（非常時は入ってきてもらえるように）鍵の場所も（訪問看護者に）教えて。」

「電話もつながらない、家に行ってもドアが開かないっていうことはおかしいな、それで福祉に連絡してもらって、大家さんに連絡して鍵開けて、『亡くなっているんじゃない？』っていう最後の頼みの綱、それくらい孤独なんですよ。」

このように訪問看護に頼るべき部分を示しながら、自分は薬物依存症、訪問看護利用者という立場になっても以前と変わらないと語る人もいた。

「気質はかわらないし、俺は俺だよっていう。目に見えないものって最近思うのはプライドだよね。（自分の経験による知識などに関しては、医療の専門家である）あなたたちには負けていない。」

（3）信頼できる支援者が必要

訪問看護にかぎらず、継続的な支援の提供には支援者の特性も影響してくる

と思われる。訪問看護以外でも利用者とかかわりが多い常勤の訪問看護者Ａに対する言及がなされていた。

「どんどん信頼が、だってＡさんの言うことを聞いていれば全部うまくいくんだもん。Ａさんの言う通りに動いていれば……Ａさんのおかげだと思っています。」

上記はこの対象者がＡに対して依存的であるような印象を受けるが、自分の言動をみずから判断すること自体が困難と感じる人、自分で判断するとうまくいかないことが多い人は、信じられる人へのある程度の依存が必要ではないか。

「（依存症の当事者性という点では不足しているが）それはＡさんのカリスマ性とかリーダーシップとか、そういうもので補っていると思いますよ。普段から信頼しているから、そういう面では大丈夫だと思っています。」
「ちゃんと勉強して対処方法わかっているから、僕みたいな人間にはこう対処すればいいってわかるから、すごくつきあいやすいし話しやすいし。だから僕は隠さず悪いことでも、怒られることでも正直に話していますね。僕みたいなタイプは頭ごなしに『ダメでしょう』って言われれば反発するし、そういうことじゃなしにやんわりと説示してくれるとか……。」

カリスマ性というものは、支援や会話自体にもセンスが問われているようであり、誰でももっているものではない。しかし、薬物依存症の人の実態を理解し、近づこうとすることで当事者性の不足を補うことはできるようである。

（４）自分の行動を支持してほしい

「本当の自分の生活のなかで苦しいと、リラックスした状態で。ミーティングで仲間と話す内容と、診察で先生に向き合って話すのとは違う感情を訪問で言えたりとか。」
「家でボーっとしてパジャマでずっといて、訪問看護来て『うつ状態で』って言って、本当に状態を見てもらってるじゃないですか。使っている状態も使い続けて苦しんでいる状態も見てて、『薬がね』って。効いちゃっているのも抜け

てやめていくのも見ているし、その後のうつ状態も家で見てもらっているから、本当にある意味よき理解者ですよね。家まで来て、そんな紆余曲折の状態を見てもらっている。スポットで。」

「やっぱり使っているところ使っていないところ見てほしいし、目張りしたりだとか、カーテンの隙間にガムテープ貼ったりとか。」

「昔のことを知ってくれている方がうれしいですよね。今こうなんだって。昔はひどかったけど今はこうなんだっていうのがあるから。」

自分の状態を客観的に評価する人の必要性が示されている。自分だけでは、みずからの変化を認識することが難しく、それがわかれば今後の方向性を考えることができる。また、家というプライバシーが保たれた生活空間のなかで、ミーティングや診察では話せないようなことを話せることも訪問看護の利点であろう。

訪問看護では、今問題になっていることを話しあうということも重要な支援である。それに対して、対象者はどのような認識をもっているのだろうか。

自分では対処できず、支援者に自発的に助けを求めていることも話された。

「リラプス（再び薬物を使用すること）したことを黙っていたんですよ。ミーティングでも言えず、医師にも言えず、仲間にも言えず、はじめて言ったのがAさんなんですよ。「Aさん、実は使っちゃった」。使ってから何ヵ月も経っていて。「ああ、うすうすわかっていました」って。やっぱりね。頬がこけて脈拍数も少なめだし、訪問の前日くらいはわざと抜いてさっぱりした顔して取り繕って、でも半年くらいでギブアップして。訪問がなかったら言えなかったかどうかわからないけど、家にいる時って一番リラックスしているじゃないですか。」

訪問看護者は、売人から薬を買ってしまいそうになるとか、実は薬物使用をしていたと打ち明けるのを聞き、理解するだけという対応だったのだが、それがまず危険を回避するのには重要であるということが示されているように思う。

また、支援者は訪問看護利用者に自己決定させるような対応をしているということが、対象者にも認識されていた。

「(訪問看護者は)薬物やめなさいねっていう言葉は一言も言っていないでしょ。そうすると、あとの答えはほとんど言っていないわけ。」
　「看護師さん援助職だから、こっちがコントロールし、依存させちゃうから。でも(ここの訪問看護者は)大丈夫です、バリケード張ってあるから依存させないっていうか。」

　自力で依存症を克服できなかったことを実体験している人々は、自分で変えたいと思わないとよくならないということを、十分に認識していた。それは以下の発言からも明らかである。

　「結局(誰かに)言うことによって(薬物を)やめたり。オープンにしてやめたいし、力を(支援者に)借りたいっていうのと。」
　「(自分や自分の状況を)変えたいと思う力とか、健康になりたいという力とか。いくらさんざん人から言われても、それは(自分の)内から出てこなければ何もよくならない。」

　薬物を使用した事実を訪問看護利用者から聞かされても、訪問看護者は使用に関して叱責したり、使用しないで済むための助言をしたりはしない。対象者も、まず自分が薬物をやめたいと思うことが大切で、やめ続けていくためには自分で自分の言動を決めていかなければならないことを理解していた。ただし、同じ薬物依存症の仲間に相談したとしても、妥当な答えが出てくるとはかぎらない。それゆえに、訪問看護者には自分の行動に対する判断を支持していくような支援が求められている。この場合での「支持する」ということは、ただ肯定的に支えるというだけではなく、利用者が行った判断を理解しつつ、適切な判断ができる材料の提案もしていくということである。

(5) 訪問看護のとらえ方はしだいに変化している
　訪問看護を導入する際には、主治医からの導入の提案のほか、訪問看護者Aからの簡潔な支援目的の説明がある。それは「家の様子を見せてもらう」とい

う内容であり、利用者によって支援の内容は異なる。事前に訪問看護で確認すべきことがらがわかっている場合は多いが、実際に訪問してから必要な支援が明らかになったり、時間の経過とともに支援内容が変わったりする。対象者は自分自身の訪問看護の支援内容を、どのように認識しているのだろうか。薬物依存症の場合は訪問が薬物使用の監視ととらえられている可能性は高い。

> 「最初のうちはさ、覚せい剤やっていないかと監視に来るのかなと。」
> 「(訪問看護の目的は)やっぱり私生活の問題でしょうね。きちんとやっているかとか、アルコールをやっていないかとか。」

訪問看護を受け入れる際には、一般的には訪問看護利用者が支援内容を理解していることが大切だと考えるが、その理解は人によって異なっていた。訪問看護支援導入時はニーズの認識がない人と、ニーズを自覚して支援を受け入れた人の両方があった。

> 「当時は覚せい剤打っていたから。毎日。訪問は嫌だったです。今は、自分は一人住まいだからさびしいし、薬もやっていないからかえって来てもらった方がいいですね。」
> 「(訪問看護を導入するという理由の説明は)それは覚えてないですね。まあ、来てもらった方がいいかなって。」
> 「近所に覚せい剤売っている人や酔っ払っている人がいるので、自分の安全のために(訪問看護に)来てくださいっていうことで始めました。」

訪問看護を受けながら、利用者はみずからその時点でのニーズを認識していった。

> 「血圧、体温はかるのと、あと幻聴の話ですか。(訪問看護者とは)日常の困ったことを解決してくれる人なんじゃないかな。」
> 「来てくれるのはありがたいですよ。自分も歳だし。心配してくれているんだなとか。」

1. インタビューのデータと分析

訪問看護は日常生活の維持に役立っていると感じている人は多かった。急を要することでないかぎり、訪問看護師が来た日に相談すればいいと考えていた。
　訪問があるから自発的に部屋を片づけると話した人も複数いる。定期的に人を部屋に入れるから部屋を整頓する習慣ができ、部屋がきれいになっていれば生活も心も安定し、それが未然に問題の発生を防ぐのだと言う。

　　「訪問看護に来ていただくと、部屋の掃除をするので。一時期怠惰になっていて埃だらけになっていたことがあって、先生に訪問看護をお願いしました。」

2. 支援に求められていること

　上記より、薬物依存症の訪問看護利用者に対する支援について検討していく。インタビューで実際に語られていたことは「　　」で示している。

（1）孤立しないよう支え続ける

　薬物依存症の人々は、断薬するまでに再発や失敗をくり返し、多くの時間を要している。それは薬物を使用することで、なんとか生き延びてきたからである。西村（2010）は、薬物依存者が薬物を手放すことは、死に結びつく危険性を孕み、薬物を手放すリスクとして、所属社会の喪失、対人関係障害や心身の障害による苦痛の自覚、強迫的な薬物使用の欲求、不安定な精神状態、偏見などの問題にしらふの状態で直面しなければならなくなるということをあげている。これらは自己評価の低下や精神障害の悪化、心身の疲労などをもたらし、薬物の再使用につながりやすい。インタビューでは、社会に認められたいから仕事をしているのに、仕事によるストレスでまた飲酒や薬物使用をしてしまうこと、精神的な苦痛を和らげるために薬物でしのいでいたことが述べられていた。
　薬物を使用することが、「自殺に向かっている」というくらい心身に負担をかけ、薬物の所持や使用が発見されれば刑事処遇の対象になることは十分認識

しているにもかかわらず、なかなか断薬することができない。断薬の決心をしてもすぐにやめられず、何ヵ月も何年もかかってしまう。それくらい、断薬をすることはリスクが高いということを、薬物依存症の人は自覚している。インタビューで語られていたように『密かに使い、家でのた打ち回り』、薬物を使用している時でも孤独だから、断薬で孤独に対処できるものが失われてしまう。

　また、西村は「薬物依存は孤立に始まり孤立に終わる病である」と述べ、薬物使用を始めてから長い年月をかけて回復支援の場にたどり着いてからでも、孤立してしまう危険性が常に存在することを示唆している。前述のように、断薬した途端死に結びつくような問題が一気に薬物依存症の人に押し寄せてくるため、支援としてはそれに押し流されないための**セーフティネット**を作っていくことが求められる。セーフティネットには、回復支援施設や自助グループなど回復支援の場、回復支援プログラム、医療支援、生活支援、地域ネットワークが含まれる。薬物依存症の人は、これらの一部につながることでようやく回復の第一歩を踏み出したにすぎず、その後に起きると予測される薬物使用の再燃などいかなる状態があっても、孤立しないことを保障していくことが、回復支援の根幹とならなければならないと西村は強調する。

　依存症とそれに付随するさまざまな問題行動は、人間関係の破綻や困難を招き、それがまた依存を深めていく。このような人間関係が縮小していく状態は**ネットワーク障害**（野口, 1996）と呼ばれ、適切な人間関係の修復や構築がなければ、飲酒や薬物摂取はいつまでも再燃しうる（村上, 2010）。家族とは疎遠になっており、「薬物使用をする仲間以外には真面目な友だちは一人もいない」という場合も少なくない。今となってはダルクの仲間がいて、回復のためにはお互いの存在が非常に貴重であるにもかかわらず、お互い精神的に不安定なため、信頼に足りない部分がある。社会的圧力や偏見の対象になりやすい薬物依存症の人々は、あらたな所属社会を求めることが難しく、求める気持ちがあってもそこになじむことはさらに難しい。周囲の人々に温かく受け入れられても、「自分は違うような気がしてどんどん惨めになり」、結局みずからその芽を摘まざるをえなかった。そのような状況では、訪問看護者にかぎらず、施設内や関係

機関での信頼できる医療者の存在が救いになっているように思われるが、訪問看護にはまた異なる意味合いがあり、セーフティネットとしてより有効だと思われる。その理由は、「家にまで来てくれて、心配してくれている」、「（近所には売人がいるので）自分の安全のために（訪問に）来てください」という対象者の言葉に裏打ちされている。また、「実は（薬物を）使っちゃった」と訪問看護師に再使用を打ち明けたのも、信頼に足る訪問看護者が相手だということに加え、家が一番リラックスしている場所だからだと述べた対象者もいる。「家でボーっとしてパジャマでずっといて『うつ状態で』って言って本当に状態を見てもらっているじゃないですか」と、自分が本当に苦しんでいる状態を訪問看護者に見せられるのも、自宅だからできることである。訪問看護者もそれだからこそ薬物使用に関連したことや、私的な話題を取り上げやすいし、利用者のその時の実態がより正確に把握できると考えている。施設は支援者主体の領分であるが、自宅は利用者自身の領分であるということが、無意識に利用者をリラックスさせており、その領分に入ってくる訪問看護者の存在が、支援者が考えている以上に貴重であるととらえられているように思われる。

（2）薬物依存症の「回復」をめぐる訪問看護

　薬物依存症の人と、支援者の側が目指す回復については、お互いにどのようにとらえ方をしているのだろうか。支援者の側は一般的に、薬物依存症の回復とは薬物使用が止まることだと考えているから、回復支援プログラムのほとんどは、**治療的関係**が基盤となって構成され、薬物使用に関連した問題に配慮しながらも、断薬に向けた行動変容が目的となっている。しかし、薬物依存症の人の考える回復は、それとは意味合いが異なっているように思える。上岡（2011）は、「ある地点に到達することではなく変化しつづける過程そのものを指している」と言う。「回復とは回復しつづけることだ、永遠にやめようと思うと苦しくなってしまうから、今日だけはやめようと思い乗り越える。変化しつづけることがいちばん安定することだ」という薬物依存症の人の言葉は、断薬というものは人生という長い時間のなかのごく一部であるということを示唆して

いる。支援者である西村が述べた、「薬物依存者が薬物を手放すことは、死に結びつく危険性を孕む」に呼応するように、上岡は「生きるために必要であったものを手放していくことは、回復のスタートラインであると同時に、本人たちにとっては危機でもある」と述べている。「その後の不自由はあまりに長く、しかも生きることの隅々にまで影響を及ぼす」という薬物依存症の人の実感は、断薬の前にも後にも適切な支援の必要性を支援者の側に示している。

では、支援者によってつくられたプログラムによってではなく、自助組織がつくったプログラムで回復を実現している、自分で変えたいと思わないとよくならないと思い続けている薬物依存症の人々への支援については、どんなことが適切な支援となるのだろうか。インタビューの対象者の言葉から考えたい。

訪問看護師が来た時には、「お茶でも出しながら、このテレビおもしろいねとか。薬物の話が終わった後に」というような、友人のようなかかわりをしたいのだが、そのためには「ちゃんと勉強して対処方法とかわかって、僕みたいな人間にはこう対処したらいいってわかる」というような、薬物依存症の実態についての理解が支援者にあることが前提になっている。ここでいう薬物依存症の実態とは、その病態だけでなく、「妄想を抱きやすく、頭ごなしにダメと言われるのを嫌がる」薬物依存症の当事者の特性を指している。訪問看護者Aは、かつて専門病棟に勤務しながら学習し、研修を受け、それらによる経験を余すことなく支援に活かしている。それが相手にも伝わっているのである。また、薬物依存症の人の立場からすると、支援者にその特性の理解がないと、自分の発言がどのようにとらえられるかを案じてしまうことから、親密な関係への発展が妨げられてしまうだろう。支援者には、専門的な知識をもちながらも、家族や友人に対するような、**対人関係一般**が希求されているように思われる。しかし、支援、被支援の関係では、治療的関係を結び発展させていくのが前提となっている。藤田（2011）は、訪問看護場面における「通常の一般的な人間関係をつくること」が大切であり、それは適度な距離感と、相手に対する礼儀や尊重によって可能になり、支援上重要だが難しい利用者の「個別性の理解」が進むと述べている。藤田はまた、利用者の疾患やニーズの的確な把握の重要

性についてもふれており、そのような医療者としての専門的な対応と、対人関係一般の双方をもって良好な関係が継続できるとしている。鈴木（2011）も利用者のニーズをふまえた上での支援であるという意識の必要性を述べている。子育てのように先回りをしたり、利用者の過剰な依頼にも応えたくなったりするのは、支援者自身の安心感や自己満足であり、利用者への支援という視点に欠けているということを、自己の体験のふり返りによる気づきとして示している。治療的関係と対人関係一般との境界は明確ではないが、それらに関連する専門的な知識、的確な訪問看護へのニーズの把握、適切な対人距離や相手への尊重などが関係性の発展の重要な要素となっていると考えられる。

　支援者が意識すべきだとされている治療的関係について、ステュアート（2004）はその目的を、患者の最適な成長を達成する方向性を示し、そのためにさまざまな能力を増加させること、そしてコミュニケーションの問題を修正し、より適応性が増すような働きかけを行うことであると述べている。支援者として、能力や適応性の増加のために働きかけることは当然であるが、「自分で変えたいと思わないとよくならない」と思い続けている薬物依存症の当事者に対しては、その働きかけは少し控えめな方がいいようである。薬物依存症の回復支援団体に関わっている看護師は、自分の提供している支援について、身体や心の健康に関するようなグループワークの実施やスタッフの相談役などの側面的な支援を行っており、自分が何かを「する」というよりも、当事者活動の実際が語られる「場」にいるという感覚であると述べている（寳田，2008）。そもそも、薬物使用は周囲の者がやめさせようとしても不可能で、薬物依存の回復には本人のやめたいという内発的な願いがなければ意味がなく、「自分はどう生きたいのか、本当に自分はクスリをやめたいのかといったところを正直に自分に問い直すことから始めなければならない」（近藤，2000）のである。薬物依存症は回復することはあっても治癒せず、他人によって回復させることもできないため、他の疾患のような医師-患者関係はなじまず、自助グループによる12ステッププログラムが、効果があると考えられている（村上，2010）。しかし、依存症が精神疾患としてとらえられている以上、この自助グループの脱医療化

という方針のなかにも医療の必要な部分は残存し、つまり医療が関与する余地がある。では、この場合の医療が関与する余地とは何だろうか。前述した対象者の発言を再度引用すると、「家でパジャマのままで、うつ状態にあるところに訪問看護者が来て、自分の本当の姿を見せ、その後の状態も見せ、家まで来て、そんな紆余曲折の状態を見てもらっている、スポットで」というのは、支援者にずっと寄り添っていてほしいわけではなく、折々に変化を確認してもらい、それによって自分の変化を実感したいということであろう。他の対象者は、「使っている、使っていないところを見てほしいし、目張りしたりだとか、カーテンの隙間にガムテープ貼ったりとか。昔のことを知ってくれている方がうれしいですよね。昔はひどかったけど今はこうなんだっていうのがあるから」と述べている。薬物依存症の人が自分で変えたいと思わないとよくならないと思い続けているなかで、支援者はその人の苦しみを目の当たりにして理解し、折々に変化し続けている過程をともにすることが求められているのではないだろうか。

(渡邊　敦子)

＊注：本章の考察は、2012年3月に、ある依存症の専門医療機関で実践している薬物依存症の訪問看護利用者8名に対して行ったインタビューの結果に基づいている。本インタビューの対象医療機関では、2005年から訪問看護を開始、週に1日8〜10名の利用者に支援を提供している。ほとんどの利用者が月に2回支援を受けている。

インタビューでは訪問看護に関するニーズの抽出を主たる目的とし、訪問看護に関する意見や要望を表明してもらうため、1年以上の訪問看護経験があること、研究者の質問に対しみずからの意見を表明できることを選定条件とした。対象者の一覧を表に示す。

表8-1 対象者の概要

事例	性別	年代	診断名（依存症、精神疾患のみ）	入院回数	服役回数	訪問期間	断薬期間
A	男	40	覚せい剤精神病	1回	1回	2年	2年
B	男	70	覚せい剤依存	なし	7回	2年	7年
C	男	60	残遺性障害（有機溶剤）	なし	6回	5年	7年
D	男	40	覚せい剤依存、反復性うつ病	1回	なし	2年	1年
E	女	50	覚せい剤精神病	2回	2回	2年	4年
F	男	30	覚せい剤精神病	2回	2回	5年	7年
G	男	60	覚せい剤依存、アルコール依存、双極性感情障害	度々	なし	5年	7年
H	男	60	覚せい剤依存	なし	8回	2年	2年

訪問期間、断薬期間は2012年3月時点での年数

図書案内

野口裕二（1996）．アルコホリズムの社会学　日本評論社：AAや断酒会、嗜癖や共依存について臨床社会学の側面からとらえ、なぜ飲むことをやめられないのかがわかりやすく述べられている。20年近くも前に発行されているが、今でも「新しい」感じで説得力がある。

＊引用文献＊

藤田茂治（2011）．精神科訪問看護のポイント──一般的な人間関係を構築する　*COMMUNITY CARE*, 13(5), 12-15.

上岡陽江・大嶋栄子（2011）．その後の不自由　「嵐」のあとを生きる人たち　医学書院

村上友一（2010）．薬物依存症に対して社会は何ができるか　現代思想, 38(14), 218-230

近藤恒夫（2000）．薬物依存を越えて　回復と再生へのプログラム　海拓舎

西村直之（2010）．薬物依存とは何か？　回復支援の限界を超えるために　龍谷大学矯正・保護研究センター研究年報, 7, 76-85.

野口裕二（1996）．アルコホリズムの社会学　日本評論社

Stuart, G. W., Larai, M. T. (2004). Principles and Practice of Psychiatric Nursing 8th Edition.（ステュアート，G.W.安保寛明・宮本有紀（監訳），金子亜矢子（監修）（2007）．看護学名著シリーズ，精神科看護──原理と実践．原著第8版，エルゼビア・ジャパン）

鈴木貴子（2011）．一般身体科も精神科も訪問看護の基本は変わらない　*COMMUNITY CARE*, 13(5), 24-26

寶田穂（2008）. 薬物依存症をもつ当事者の活動と看護　価値観の揺らぎを通してみえてくる患者――看護師関係とは　精神科看護, 192, 12-17

【依存症の自助グループ】

1. 依存症者の自助グループ

依存症の self-help group（自助グループ）で、もっとも中心的な役割を果たしている自助グループは 1935 年にアメリカで創設された AA：Alcoholics Anonymous（無名のアルコール依存症者たち）である。

日本では、桜の下でアルコールを飲んだり、夜中にコンビニでアルコールを買って道端で飲んだりすることは珍しくもない風景かもしれないが、欧米などでは公衆酩酊罪という法律があり、酔って道端でフラフラしていると捕まり、何度も捕まると刑務所行きになることもある。とくに、AA が創設される少し前の 1920 年のアメリカでは禁酒法が成立し、アルコールの製造、販売、運搬等は禁止されていた（岡本, 1996）。この時代、ひとかどの人物がアルコール依存症であることを知られることは社会的な死を意味していたが、アルコール依存症者の行き先は、一部の裕福なアルコール依存症者を除けば、劣悪な環境の精神病院か刑務所しかなかった。AA はそうした状況のなかで中流階級の白人たちによって創設された。

AA の創始者はウォール街で活躍した証券ブローカーのビルと外科医のボブである。また、ビルを断酒へと導いたエビーも名家の出身であり、そのエビーを断酒へ導いたローランドも名門出の銀行投資家である。ローランドは 1931 年にスイスで精神分析医カール・ユング（Jung, C.）の治療を受けたが、アメリカに帰国するとまもなく飲み始めた。ローランドは再びユングを訪れたが、ユングは医療や精神療法の限界と彼の依存症を治す道は、霊的な目覚め、あるいは宗教的な体験しかないと述べた（White, 1989;2007）。

ユングが述べた霊的な目覚め、あるいは宗教的な体験への道しるべは、AA の 12step に集約され、今や全世界のあらゆる自助グループにおいて依存症、その他のメンタルヘルス問題からの回復の道しるべとなっている。ビルは AA はユングの診察室から始まったと感じており、後にユングに感謝の手紙を書いている。ユングもまたビルに返信の手紙を書いている。

欧米の依存症の治療では、医療や心理療法の治療に加えて自助グループへの参加が一般的なようである。このコラムでは主に AA から派生した依存症の自助グループについて紹介する。そのほか、日本における依存症の自助的な治療施設を紹介する。もちろん、これ以外にもさまざまな自助グループがある。依存症の家族の自助グループ

については第10章のコラムで紹介する。

2. アディクションと依存

このコラムでは、さまざまな依存症の自助グループを紹介するため、addiction（嗜癖）とdependence（依存）の概念について若干の説明をつけ加える。

アメリカの嗜癖のセラピストであるシェフ（Schaef A. 1988　斎藤他訳 1993）は、食べ物やアルコール、薬物などの物質への依存をSubstance addiction（物質嗜癖）、ギャンブルやショッピング、仕事などの行為過程への依存をProcess addiction（過程嗜癖）、共依存や恋愛依存などの関係性への依存をRelationship addiction（関係嗜癖）と分類し、同じ依存症問題ととらえている。

近年、精神医学の領域でも、シェフのように物質に対する依存だけでなく、ギャンブルやインターネットなど、物事の過程に対する依存も同じカテゴリとして見なす傾向が強まってきているようである。これらの依存を総称する用語としてアディクション（嗜癖）という言葉が用いられるようになってきている。

2013年5月にアメリカ精神医学会から出されたDSM-5（精神障害の診断と統計マニュアル）には、DSM-Ⅳまで用いられていた依存という言葉が削除され、かわってアディクション（嗜癖）という言葉が採択された。またDSM-Ⅳまでは、アルコールや薬物などの物質だけを取り扱っていた依存の章に、DSM-5からは非物質への依存として、ギャンブルが加わった。今後、インターネット・ゲームなども組み入れられる候補にあげられている。

通所タイプの自助グループ

AA(Alcoholics Anonymous)：アルコール依存症者の自助グループ
NA(Narcotics Anonymous)：薬物依存症者の自助グループ
GA(Gamblers Anonymous)：ギャンブル依存症者の自助グループ
OA(Overeaters Anonymous)：食べ物の問題に関する自助グループ
SA(Sexaholics Anonymous)：性依存・愛情の問題に関する自助グループ
KA(Kleptomania Anonymous)：窃盗癖・万引きに関する自助グループ
DA(Debtors Anonymous)：強迫的買い物・浪費・借金依存症に関する自助グループ
CoDA(Co-dependents Anonymous)：共依存症者の自助グループ

日本の入寮タイプの自助グループ施設

MAC(Maryknoll Alcohol Center)：アルコール依存症の治療施設
DARC(Drug Addiction Rehabilitation Center)：薬物依存症の治療施設
ワンデーポート：ギャンブル依存症の治療施設

（岡坂　昌子）

図書案内

斎藤学（2009）．依存症と家族　学陽書房：アルコール依存、薬物依存、ギャンブル依存、買い物依存などのさまざまな依存がなぜ生じるのか、またどのように回復するのかについて書かれている。

斎藤学　2010　「自分のために生きていける」ということ——寂しくて、退屈な人たちへ　大和書房：さまざまな依存症について説明されている。依存症の根源にあると思われる寂しさや退屈の問題、AAの12ステップについても解説されている。

引用文献

Schaef, A.W.（1987）．*When society becomes an addict.* San Francisco：Harper & Row.（斎藤学・加藤尚子・鈴木真理子（訳）（1993）．嗜癖する社会．誠信書房）

White LW（1989）．*Slaying the dragon.* Bloomington, Ⅲ．Chestnut Health Systems：Lighthouse Institute.（鈴木美保子・山本幸枝・麻生克郎・岡崎直人（訳）（2007）．米国アディクション列伝——アメリカにおけるアディクション治療と回復の歴史　特定非営利活動法人ジャパンマック）

岡本勝（1996）．禁酒法「酒のない社会」の実験　講談社現代新書

Chapter 9 女性の依存症の当事者に対する支援

■キーワード：性差によるリスク、トラウマ・ジェンダーの視点に立った支援■

わが国における女性の飲酒率はこの50年のあいだに約5倍に増加している。専門医療機関に対する調査、飲酒実態調査などから女性アルコール依存症患者は実数においても全新規患者に対する比率においても明らかに増加している。また、犯罪白書でも女子入所受刑者数が2010年までの8年間と比べて約2.4倍となったことが報告されている。罪名に覚せい剤取締法が含まれる受刑者の割合は30％台後半であるが、薬物依存の問題がある人には万引きや窃盗などの行為障害が合併することが多いため、薬物問題をもつ受刑者の割合は数値以上に高いことが予想される。

女性の依存症の当事者の増加に反して、アルコール、薬物依存問題の回復・回復支援については、回復施設やプログラムが利用者の大半を占める男性を中心に作られたものが多く、提供されるプログラムの内容は女性や性的マイノリティ利用者を意識したものではなかった（松本, 2005）。女性の回復施設や女性の回復支援を行っている支援者は早くからジェンダーの視点に基づく支援の必要性を唱えてきたものの、実際にこれらの視点をもったプログラムが回復施設を中心に細々と展開されるようになったのは近年である（大嶋, 2010）。

本章では、依存問題をもつ女性の回復過程や回復支援について、性差およびジェンダーの視点から女性の依存症の当事者に対する対人関係のあり方、コミュニケーションの留意点について述べる。

なお、アルコールを神経作用物質の1つとして扱い、SUD（Substance Use Disorder）との同義語として「物質使用障害」と表記する。物質とは、アルコールを含む、コカイン、大麻、オピオイド（ヘロイン）、鎮静剤／鎮痛剤／向精神薬、覚せい剤、幻覚剤、有機溶剤などを指す。

■■■ 1. 女性の依存症の当事者の特殊性 ■■

（1）男性よりも短期間に依存が形成されるというリスクの高さ

　まずあげられるのは、依存対象物がアルコールであれ、なんらかの薬物であれ、女性は、男性に比べて物質の影響を受けやすく、依存の状態に至るスピードが速いという点である。

　性差医療の観点から、アルコールの感受性についてみると、体重比で同量のアルコールを摂取した場合の血中濃度の上昇率が女性の方が早く上昇すること、エストロゲンのはたらきにより月経前後にはアルコール代謝能力が低下して深い酩酊となりやすいこと、短期間の飲酒で肝障害が進行しやすいことなどが明らかにされ、女性は男性に比べて半分程度（5〜6年）の期間で依存症へと移行するとも言われている（石黒, 2006）。薬物依存に関しても、松本は尾崎らが行った覚せい剤精神病に関する調査をあげ、覚せい剤使用開始から病院受診までの平均使用期間は男性が8.5年であるのに対して女性は3.8年と有意に短かったこと、松本の調査においても同様の結果であったことから、女性は短期間の薬物使用で依存の状態に陥りやすい傾向があることを指摘している（松本, 2005）。

（2）暴力にさらされた体験
①トラウマ関連障害としての依存症

　トラウマとは、生命の危機を感じるような体験とその体験に対する反応である（表9-1）。児童虐待もトラウマを生じさせるような出来事の一つと考えられている。虐待、性暴力被害、家庭内暴力（以下DV）の目撃、DV体験そのものなどのトラウマティックな経験をすると、つらい現実になんとか適応するための対処行動（コーピング）として、アルコールや薬物など（以下物質）が使用されることは珍しくない（梅野他, 2009）。

　薬物依存回復施設である**ダルク**（DARC:Drug Addiction Rehabilitation Center）および関連施設の利用者、スタッフ（依存症からの回復者）を対象に中学生頃まで

表9-1 トラウマの精神医学的定義（DSM-5より）

A.	実際にまたは危うく死ぬ、重症を負う、性的暴力を受ける出来事への（1）直接体験する（2）直に目撃する（3）耳にする（4）（職業的に）繰り返し、または極端に暴露される体験をする　という形による暴露
B.	侵入症状
C.	心的外傷的出来事に関連する刺激の持続的回避
D.	認知と気分の陰性の変化
E.	覚醒度と反応性の著しい変化
F.	B～Eの持続が1ヵ月以上
G.	臨床的に意味のある苦痛、社会的、職業的、他の重要な領域における機能の障害を引き起こしている
H.	物質又は他の医学的疾患の生理学的作用によるものではない

の家庭内の被虐待体験について質問した調査では、身体的・心理的・性的虐待などの外傷体験を一度でも経験した人の割合は、男性72.6％、女性88.9％と、アメリカの研究同様あるいはそれ以上に高率であったことが報告されている。この調査では性差についての有意差は認められなかったものの、女性は外傷体験が高率であり、女性に対するより手厚い治療的対応や支援が必要であることが指摘されている（藤野他, 2007）。2005年に罪名のいずれかに「覚せい剤取締法違反」を含む受刑者1,000人を対象に行われた調査では、男性では身体、性的、心理的の虐待被害のいずれの被害も7割以上が経験がないと回答しているのに対して、女性では経験がないとの回答は半数に満たず、くり返し経験した人が2割を超えていた。また、男女ともに被虐待頻度が高いほど薬物以外の故意の自損行為に至る傾向が認められ、薬物使用以外の問題の深刻さも増す実態が示された。女性では、薬物依存度と虐待被害頻度とが有意な関係にあることがうかがわれるという結果であった（藤野他, 2007）。

　アメリカで1990年代に行われた大規模かつ長期間にわたる疫学調査 **ACE Study**（Dube S. R. ら, 2003）では、子ども時代の虐待やネグレクト、親などの養育者の物質使用や精神病やその他の危機などの家族の機能不全といった10項目の子どもの頃の体験（ACE：Adverse Childhood Experiences）が、5項目以上にあてはまる人はあてはまる項目0の人に比べて、7～10倍違法薬物の使用や依存問題をもっていたことが明らかになっている。

②**依存問題をもつことで受ける二次的な被害**

物質使用には、トラウマによって縮小した自己イメージの拡大、状況をコントロールできるという有能感の獲得、つらい記憶の麻痺といったトラウマをもつ人にとっての一定のメリットがある。そして、物質使用のメリットを得続けるための行動がさまざまに試みられる。薬物に関連する反社会的組織や人物への接触、セックスとお金や薬物の交換、セックスワークへの従事などである（Sallmann, 2010）。

しかし、継続の試みに反してしだいに物質使用のメリットは得にくくなり、依存症状の増幅によるデメリットが増大する。それは、トラウマ体験の再演と考えられるような暴力被害や DV 被害をあらたに経験することに加え、性感染症や精神症状の発現など**二次的なトラウマ体験**となる。幼少時のトラウマ体験がない人でも、この物質使用による二次的トラウマ体験の**コーピング**として、ますます物質を使用するという負のサイクルがくり返される。

（3）重複障害／摂食障害と行為障害

女性の依存症の当事者に**摂食障害**の合併が高率であることは、国内外の研究

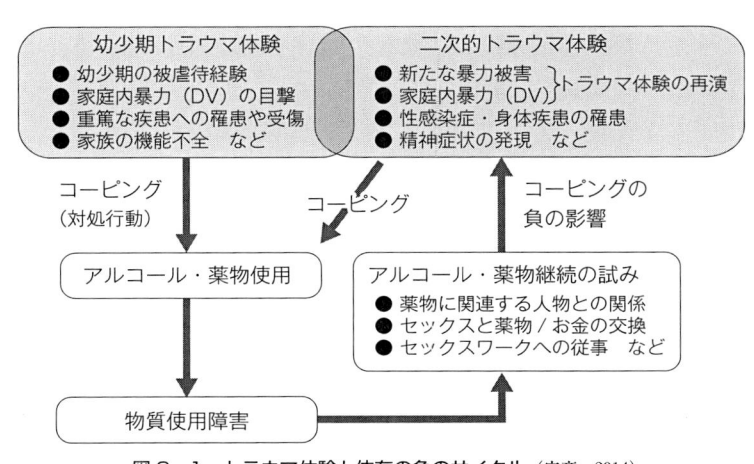

図 9-1　トラウマ体験と依存の負のサイクル（安髙, 2014）

から指摘されている。ベーカー（Baker, 2010）らは、**物質使用障害**の1,206組の一卵性双生児と877組の二卵性双生児の成人女性の大規模調査から、摂食障害と物質使用障害の重要な関連性を示した。また、ルート（Root, 2010）らは、一般人口における物質乱用の割合がおよそ9％であるのに対し、摂食障害がある人の約50％が物質を乱用していること、また、一般人口における摂食障害の割合が1〜3％であるのに対し、物質使用障害の人の35％以上が摂食障害であることを報告した。摂食障害のサブタイプとして、anorexia nervosa（拒食症：神経性無食欲症）、binge eating（むちゃ食い）、purging（排出行動：自己誘発性嘔吐、下剤、利尿剤、浣腸の誤った使用など）、bulimia nervosa（過食症：神経性大食症）等があり、症状にはさまざまな組み合わせがあるが、サブタイプ全般における物質使用障害のスクリーニングを行う重要性を強調している。

　日本では、松本（2005）によって、女性の覚せい剤依存者の20％あまりに**神経性無食欲症**および**神経性大食症**排出型の合併が認められ、神経性大食症非排出型を含めると、女性覚せい剤依存者の37％に摂食障害の合併が認められたと報告されている。また、ダイエット目的のほか、自傷行為、過量服薬、自殺企図の既往が多く、いわゆる多衝動性過食症の特徴をもっていることを摂食障害合併者の特徴として指摘し、**被虐待経験**の感情抑制行動としての自傷行為、食行動異常、物質乱用の失敗が医療機関において事例化した際に多衝動性過食症や衝動制御障害型などと呼ばれると説明している。さらに、摂食障害合併者の4割は、「覚せい剤中断後にあらわれる食欲の反跳性亢進現象」が契機となって摂食障害を発症していることから、覚せい剤依存者の食行動異常にはパーソナリティの問題だけでなく、覚せい剤の薬理作用の関与を念頭に置く必要があるとも指摘されている。前述のBakerらの研究では、神経性大食症の女性が過食衝動を抑えるために、神経性無食欲症の女性が減量するために物質使用し始めた可能性があることが報告されており、ダイエットや体重コントロールが物質使用の目的であることは日本の研究と一致している。

（4）ジェンダーの視点が不可欠

　生物学的性（セックス）に対して、社会によって作り上げられた「男性像」・「女性性」のような男女の別を示す概念を「社会的性」（ジェンダー）といい、性差別、性による固定的役割分担、偏見等が社会的に作られたものであることを意識していこうとする視点を「**『社会的性別』（ジェンダー）の視点**」と呼ぶ。女性の依存問題に関しては、男性と異なり、「飲酒文化に伴う二重規範」や「規範からの逸脱」とみなされ、女性が社会や家庭で担う役割や規範、規範からの逸脱と密接に関連するものと論じられてきた。斎藤は、久里浜病院（現久里浜医療センター）に入院した女性患者114名を分類し、女性は「何らかの原因による心理的障害がまずあって、無気力になったり、抑うつ的になったり、イライラしたりしており、こうした不快な気分を追い払う"クスリ"として、アルコール飲料にのめり込んで行く」**二次性（反応性）アルコール依存症**が多かったと報告している（斎藤, 1983）。また、状況反応性アルコール依存症のうち慢性の持続的葛藤による69例の発症経路を、女性のライフ・サイクルに沿って類型化した。この類型化は、1979年から81年にかけて行われた調査をもとに作成されたものであり、現代に至るまでの少子高齢化の加速、晩婚・非婚化、労働体系の変化など女性を取り巻く環境の大きな変化を考慮する必要があるが、女性にはライフ・サイクルにおけるさまざまな危機的側面があることが見て取れる。

　上岡・安髙ら（2002）が子どもをもつ女性の当事者80名を対象に行った調査では、子どもをもつ女性が依存問題を抱えた時に起こることとして、①母親であること、妻であることなどの手放せない役割が果たせなくなったことの二重三重のバッシングを受ける、②性的／経済的搾取を対象としての縛りやあらたな問題の出現、③子育てにおける虐待などの世代間伝達の問題の3点があげられている。

■■■ 2．女性の依存症の当事者に対する支援 ■■

（1）はじめから聴きすぎない

　物質を使用する女性の当事者は、その多くが虐待や暴力被害といったトラウマをもっている。宮地（2013）は、環状島というモデルを使ってトラウマを語る／語らないこととその条件、犠牲者と被害者との関係、被害者と支援者との関係、トラウマと社会との関係、文化やアートの役割などを整理している（図9-2）。「トラウマをめぐる語りや表象は中空構造をしており、環状島の中心には犠牲者が沈む沈黙の内海がある。トラウマが重すぎれば生き延びることができず、死者は語れない。被害の内容や症状が重すぎても語れないし、重度の障害が残った場合も言語化されず、沈黙の闇に消えていってしまう。トラウマを語ることのできる人は、環状島の上に位置している。波打ち際から内斜面に上がると、生き延びた被害当事者のうち、声をあげたり姿を見せることのできる人がいる」と宮地（2013）は説明している。宮地の言葉を借りるならば、当事者のごく一部が治療や援助につながり、内海からようやく波打ち際にたどり着き内斜面を登ろうとしている状態であり、その人たちはトラウマを語ることができる環状島の上にはたどり着いていない。生き延びることに必死で、自分に

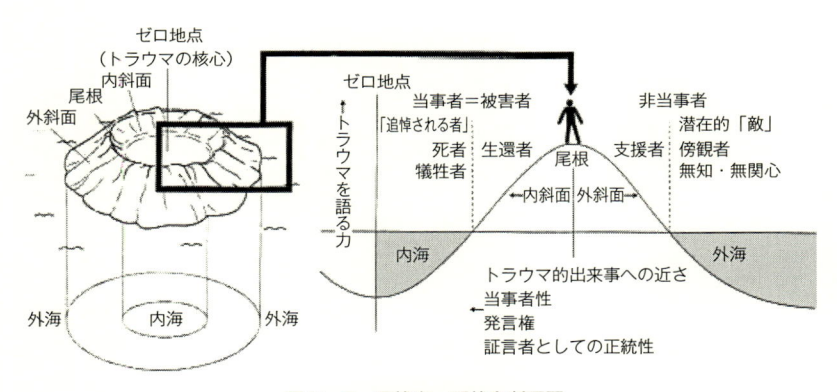

図9-2　環状島、環状島断面図

何が起こったか語ることができる状態にはないのである。自分の経験を言葉にして語ったことで、さらに危険な状態に陥ったり、関係性が壊れたりといった報われない経験を多くの人が重ねており、語ること、援助を求めることの危険を学習

表9-2　語ることが難しいトラウマ体験（宮地, 2013）

- 内容が重すぎるもの
- 私的・親密的な領域のことがら
- セクシュアリティ（性）に関わること
- 「あたりまえ」として日常化されていること
- 教育者やケア提供者、「お世話になった人」からの被害
- 所属集団内での被害
- マイノリティ集団内での被害
- 共犯性や加害者性、犯罪性を帯びるもの
- 共感を得られない、叱責・非難されると思うもの
- 偏見やスティグマがもたらされるようなもの

していることも少なくない。言葉にたどり着くには長い時間を要する上に、語ることが難しいトラウマの体験もある（表9-2）。

　女性の薬物依存回復施設である**ダルク女性ハウス**の代表を務める上岡は、「あまりに重いケースの前に、なすすべもなく腫れ物に触るように接する、あるいは重いトラウマの話を最初から深く聞いてしまって、治療者・患者の両方が脅かされるよりは、具体的にできることがあると知っておいていただきたい」として、医師には体の手当てをまずしてほしいと訴えている（上岡, 2008）。宮地らは、精神科臨床における可能なアプローチとして「具体的に何か知らないけれど、何かつらいことを抱えているとわかってもらえていて、話をする気になったらいつでも聴いてもらえる、わかろうとしてもらえる」という姿勢で当事者の「ただそばにいる」ことをあげている（宮地, 菊池, 2014）。

（2）当事者への二次被害を防ぐことと援助者の燃え尽き防止

　女性の当事者とのかかわりに安心と安全の提供は不可欠である。しかし、前述の上岡・安髙らの調査では、女性の当事者の多くがたどり着いた支援の場で依存症であること、女性であることの両面で傷つけられた経験をもっていることが自由記述欄の生々しい記述からうかがわれた。そこであげられたのは、ジェンダーバイアスのかかった差別的な言葉や治療拒否の経験、一方的な罵りの言葉などであった。当事者との関係性を築くことは容易なことではないが、たど

り着いた援助の場でさらに傷つけられる体験が重なることは二次被害となり、さらに当時者を援助から遠ざけ、関係を作ることを難しくしてしまう。関わる側には「道徳的評価や倫理的判断をいったん停止し、説教や叱責は控え、わかろうとする姿勢を示す」といった自身の価値観の転換や棚上げが求められる。当事者は、言葉に紡ぐこともできないような大変な状況や世界をその人なりに生き抜いて来た歴史があり、行動の裏側には語られない事情がある。まずそのことに思いをめぐらせてほしい。医療・保健・福祉の現場は、裁く場所ではなく援助の場であることは忘れてはならない。

西村（2003）は、時として看護職が依存症患者に対して抱く「刑罰からの逃げ込みとして病院を利用しているのではないか」といった猜疑心や道徳的な嫌悪感は、援助職者自身の知識・能力不足に由来するもので患者の問題ではないと指摘し、正確な知識の習得を行うことと回復途上の依存者の声を聞くことを提案している。当事者が回復途上で利用する回復施設のフォーラムやＡＡやＮＡ（それぞれ、無名のアルコール依存者の集まり、無名の薬物依存者の集まり）などの相互援助グループのオープンミーティングや地域セミナー、アディクションフォーラムなどでは、当事者の体験談を聞くことができる。そのような場所や機会を利用して、当事者たちの緩やかな（時として急速な）変化を見せてもらい、回復の希望をともに信じてほしい。それは介入のタイミングや支援内容の見直しにつながるだけでなく、何より限られた期間で手探りの支援を求められる援助者の燃え尽き防止になる。

（3）フツーの生活の手助けをする

薬を止めた後には身体と精神の不調が続くが、DVや虐待、早くに家を出なければならないなどの諸事情を抱えて生き抜いて来た人たちは自分の世話をする方法を教えられていないことが多い。当事者は自分がそのことで困っていることにも気づくことができていないことが多いので、ぜひ援助の場面では声をかけていただきたい。その際には、「おせっかいかもしれないけど……」「もしよかったら……」というような前置きと配慮を忘れてはならない。援助にたど

り着くまでにボロボロになった当事者のなけなしの自尊心を剥ぎ取らない声かけの工夫をしよう。

　上岡は、当事者の「日常生活の困難」は相当ひどいものであるが、それが主治医に伝わっていないと前置きした上で、普通の生活をすることをサポートしてほしいと述べている（上岡, 2010）。虐待を受けて育った人は、親や親に代わ

表9-3　当事者が中学校卒業以降に出会う問題と社会的資源（上岡・大嶋, 2010）

時期区分	前期（15～20歳）	中期（20～28歳）	後期（28歳～）
出会う援助者や機関	★学校 　（保健室、進路指導の教諭など） ★保健所、精神保健福祉センター 　（思春期相談、心の相談） ★司法 　（警察の少年課、保護観察所、矯正施設、地域の保護司など）	★心療内科、精神科クリニック、精神科病院（医師、看護師、ソーシャルワーカーなど） ★ダルクなどの社会復帰施設、グループホームや作業所といった地域にある障害福祉施設 ★自助グループ	★精神科クリニック、精神科病院 ★開業セラピスト ★婦人科や内科のかかりつけ医 ★就業支援関連施設（ハローワーク、就労支援型福祉事業所、ジョブカフェなど） ★自助グループ（スポンサーシップ）
起こっていること	居場所のなさ／逸脱行動／自傷／将来に対する不安／大人社会の不信	生活の行き詰まり／医療を必要とする精神症状／違法行為／ピア（仲間）との出会い／予定外の妊娠や出産	症状の把握が可能／身体の不調／社会性の獲得／役割の認識／経験の不足／孤立した子育て
基本のニーズ	話を聞いてほしい	かかわってほしい 身の安全を守ってほしい	教えてほしい 長い変化の過程を見ていてほしい
必要とされる支援	★安全に時間を過ごせる ★話し相手になる ★基本的な生活習慣を身体で覚える	★試行錯誤の過程を見守る ★性急な結果を求めず、失敗を想定して"抱え込まずに"次へつなぐ ★具体的な生活を支える（食事提供や金銭の管理、危機対応など） ★楽しむ機会を提供する	★依存症など疾患に関する正確な情報の提供 ★安全確保や対人関係など、社会生活維持に必要なスキルの伝授 ★親としての振る舞い、対処法を知る ★経済的自立へ向けた経験の蓄積

る養育者と一緒に何かをした経験や、見よう見まねでスキルを獲得するためのモデルがいなかった人が多い。「援助者として何ができるのだろう」と途方に暮れる時には、簡単手抜きバージョンの料理や掃除、洗濯、買い物、休憩の仕方、お金のかからない趣味を探すことなどを一緒に考える、当事者と一緒に何かをするということから始めてはどうだろうか。

（4）点でなく面で接する

　上岡と大嶋は、ダルク女性ハウスで行った当事者研究を「その後の不自由」という書籍にまとめた。表9-3は、当事者が出会う援助者機関の移り変わりと基本のニーズを一覧にしたものである。依存問題からの回復には長い時間がかかり、前期、中期、後期といったように回復にはステージがある。回復の段階ごとに出会う援助者や機関、起こっていること、基本のニーズ、必要とされる支援は異なる。それぞれのケースによっても必要とされる支援は異なるが、どの時点で出会ったか、自分の所属する機関の役割や自分自身の援助の経験や守備範囲などによってもできることは異なるであろう。当事者の多彩なニーズに応えるためには、ひとつの機関ではなく、さまざまな役割をもつ機関が連携を取りながら、点でなく面で接する必要がある。

■■■ 3．子育て支援 ■■

　普通の生活をすることのサポートに加え、欠かせないのは子どもをもつ女性の子育ての支援である。安定した養育環境で育つことができなかった人は、「特定の対象を安全基地として使用できるかどうかという行動システム」である**アタッチメント**が形成されない。虐待や不適切な養育のなかに「なじみの感覚」をもち、それを基盤に生き延びようとする傾向があるという。この**トラウマ・ボンド（外傷性絆）**によって、危険な関係から離れられないといった事態が起こる。そのような不安定な状況のなかでの妊娠、出産、育児は、当事者たちにとっては混乱と不安が山積の日常に直面することにほかならない。2001年に

上岡・安髙が行った子どもをもつ女性の当事者たちを対象とした調査結果からは、約7割が子育ての負担を感じており、負担の具体的な内容としては、「体力的なきつさ」がもっとも多く（45.5％）、「セルフケアの時間がない」36.4％、「子どもとの関係がうまくいかない」30.3％、「他の子どもの親とのつきあい」28.8％、「学校・教師とのコミュニケーション」21.2％があげられた（上岡・安髙・西村，2002）。10年後の2011年に森田の協力を得てダルク女性ハウスによって行われた同様の調査では、子どもをもつ当事者の子育てにおける困りごととして「子どもを強く叱ってしまう」「子どもとのつきあい方がわからない」「つい手が出ることがある」「子どもの育て方がわからない」「子どもの非行・不登校」「子どもの成績不良」「子どもの勉強を見てやれない」（子どもがいる当事者88名中、およそ10名以上の回答があった項目のみ）といった意見があげられており、当事者が困難を抱えながら子育てしている様子がうかがえる（特定非営利活動法人ダルク女性ハウス，2012）。

　日本では、母子という視点で回復支援を行うシステムがほとんど整備されていないため、子どもをもつ女性が依存問題の治療やケアを受ける場合には、母子分離が前提となる。2001年調査の結果からは、治療やリハビリのサービスは受けたいが、子どもとは離れたくないという母子ならではの葛藤が感じられた。これは児童福祉の視点から見ると最大のピンチではあるが、「フツーの生活を支援する」最大のポイントではあるまいか。もちろん、子どもの安全や育ちの保障を第一義に考えることは当然であるが、家族関係の再構築の難しさや途切れない母子関係やアタッチメントの維持という観点から考えると、母子が離れずに利用できるしくみ作りが課題である。

（安髙　真弓）

図書案内

ダルク女性ハウス「親になるって、どういうこと?! シラフで子どもと向き合うために」オフィスサーブ（2009）：当事者の援助やコミュニケーションに迷った時には、このハンドブックに当事者と一緒に書き込みをしながら、子どもと一緒に母になろうとする彼女たちも育てるつもりで手助けしていただけないだろうか。

＊引 用 文 献＊

American Psychiatric Association.（2013）. Diagnostic and Statistical Manual of Mental Disorders. 5th ed.　Arlington:American Psychiatric Publishing.（日本精神神経学会（監修）・高橋三郎・大野裕（監訳）染矢俊幸・神庭重信・尾崎紀夫・三村將・村井俊哉（訳）（2014）.　DSM-5 精神疾患の診断・統計マニュアル　第5版　医学書院）

Baker J.H., Mitchell K.S. Neale M.C.,Kendler K.S.（2010）. Eating Disorder Symptomatology and Substance Use Disorders: Prevalence and Shared Risk in a Population Based Twin Sample. *International Journal of Eating Disorders*, 43, 648-658.

Dube,S.R.,Felitti,V.J.,Dong,M.,Chapman,D.P.,Giles,W.H.,& Anda,R.F.（2003）. Childhood abuse, neglect, and household dysfunction and the risk of illicit drug use: the adverse childhood experiences study.　*Pediatrics*, 111, 564-572.

藤野京子・高橋哲（2007）. 覚せい剤事犯受刑者の現状（2）児童虐待被害経験からの分析　アディクションと家族, 24, 160-168.

石黒浩毅（2006）. アルコール使用障害の遺伝の性差　性差と医療　じほう

上岡陽江（2008）. 私たちはなぜ寂しいのか, 精神看護 11（4）, 20-45

上岡陽江・安髙真弓・西村直之（2002）. 女性薬物依存者の回復のあり方に関する研究　厚生科学研究費補助金　医薬安全総合研究事業　薬物依存・中毒者の予防、医療及びアフターケアのモデル化に関する研究　平成13年度研究報告書, 109-121

上岡陽江・大嶋栄子（2010）. その後の不自由──「嵐」のあとを生きる人たち　医学書院

松本俊彦（2005）. 薬物依存の理解と援助　金剛出版

宮地尚子（2013）. トラウマ　岩波新書

宮地尚子, 菊池美名子（2014）. トラウマ関連問題の治療者が心得ておくべきもの──環状島モデルを用いて　精神科治療学, 29, 659-665

西村直之（2003）. 薬物依存症看護なんて大キライ？　精神看護, 6, 14-27

大嶋栄子（2010）. ジェンダーの視点から見る女性嗜癖者の回復過程──"親密圏"と"身体"に焦点を当てて　北星学園大学　北星学園大学大学院論集1　5-23.

Root.T., Pinheiro.P.A.,Thornton.L.,Strober.M.,Fernandez-Aranda.F., Brandt. H., Crawford. S., Fichter.M.M., Halmi. K.A., Johnson.C., Kaplan. A.S., Klump.K.L., La Via.M.,Mitchell.J., Woodside. D.B.,Rotondo.A., Berrettini.W.H., Kaye.W.H.,& Bulik.C.M.（2010）Substance Use Disorders in Women with Anorexia Nervosa. *International Journal of Eating Disorders*, 43, 14-21.

斎藤学（1983）. 女性とアルコール依存症　海鳴社

特定非営利活動法人ダルク女性ハウス（2012）. 依存症女性子育て支援ネットワーク構築の

ために　独立行政法人福祉医療機構　平成 23 年度社会福祉振興助成　全国的・広域ネットワーク活動支援事業報告書，10-27

梅野充・森田展彰・池田朋広・幸田実・阿部幸枝・遠藤恵子・谷部陽子・平井秀幸・高橋康二・合川勇三・妹尾栄一・中谷陽二（2009）．薬物依存症回復支援施設利用者から見た薬物乱用と心的外傷との関連　日本アルコール・薬物医学会雑誌，44，623-635．

Sallmann, Jolanda. (2010). "Going Hand-in-Hand": Connections Between Women's Prostitution and Substance Use. *Journal of Social Work Practice in the Addictions.*, 10, pp.115-138.

【ダルク女性ハウスでの日々①
：自己決定の前にあること】

　私がダルク女性ハウスで働き始めて間もない頃のことだった。その日は午後のプログラムがまだ決まっておらず、利用者から「今日の午後はどうしますか？」と質問があった。私はこれまでの精神科での看護師としての経験や、精神保健福祉士としての学びから、「何がしたい？　自分たちで話しあって決めたらいいんじゃない？」と答えた。すると、傍にいたもう一人のスタッフがあわてて「スポーツにしよう。最近身体を動かしていないから」とあっさり決めてしまったのである。私が不思議に思っていると、後からそのスタッフが「あれはやめて。プログラムはこっちで決めてください」と、注意をされてしまった。「なんで？　自己決定を尊重するのは当たり前のことだと思うんだけど」と反論をしたが、相手は「へえ、そうなんだ」と言ったきり、明確に答えてはくれなかった。私は憤りを覚えるとともに、これまで患者に対して自己決定を促すようなかかわりをしてきたこととの違いにどうすればいいかわからず、困惑してしまった。

　そして私はダルク女性ハウスの利用者のあいだで、"使える"スタッフとして認識されるようになっていった。"使える"というのは"自分にとって都合よく使える"という意味だ。他のスタッフに相談すればきっと反対されるであろうことを私に相談し、うまく「いいよ」と言わせるのである。「○○したいんですけど、いいですか？」という相談がやたらと回ってくるようになり、だんだん私自身もそのことに気づくようになった。私は「うまく騙されているのかなあ。依存症はやっぱりわからない。どう関わればいいんだろう」と不安な気持ちになっていった。だが一方で、「騙されてもいいわ。彼女らが好き勝手したとしても、結果は自分に降りかかってくるんだから。失敗して学んでいってくれればいいわ」という開き直りもあった。

　ところがある日、何気なくそのような自分の気持ちを施設長に話したところ、「佐藤

さん、それは違うよ」と言われてしまった。「彼女らは今まで嫌というほど失敗して、傷ついて、それでも学ばなくて失敗をくり返してきた人たちなんだよ。そうでなければこんなところにいるわけないでしょう？」と。そしてこうも言われた。「ねえ、佐藤さん、教えてあげてほしいのよ」と。私はハッとした。それまで多少無理があっても彼女らの自己決定を尊重し、やりたいことはやらせてみることが大切だと思っていた。何しろ相手はおとなだし、自分で考えることもできるし、その上でやったことの責任もとれるだろうという思い込みが私にはあったのである。

　しかし考えてみれば、彼女らのなかには中学校、小学校にさえまともに通えなかった人が大勢いる。また、親から一般常識やまっとうな暮らしを教わってこなかった人も。そのレベルまで遡って「教える」ことが必要だったのかもしれないと、この時やっと気づいたのである。失敗させるのではなく、彼女らが結果として自己を肯定できるような機会を少しでも増やしてあげられるよう、「なぜそうしたいのか」、「それをやったらどうなると思うか」、「今本当に必要なことなのか」、「スタッフ（第三者）から見たらこう見える」等々……、一緒に物事の筋道を考え、先を見通すことも含めて教えなければならないのである。これくらいわかるだろう、できるだろうという楽観視は一切捨てなければならない。

　それから何年かを経て、近頃感じているのは発達障害のある人へのかかわりが一層難しいということだ。発達障害は知能が低いタイプから比較的高いタイプまでさまざまで、一人ひとり癖や特徴も違う。しかし、おしなべてどの人も過度の固定観念から抜け出すことは難しく、教えても行動や考え方が変化しないばかりか、「ああそういうことか」とわかってもらうことにさえ手を焼く。

　彼女らに関わる上で私が大切にしているのは、とにかく一緒に考え、行動してもらうことをくり返すことだ。そして"オブラートに包んでやんわり"ではなく、きちんと本音で関わるということである。言いにくいからと遠まわしにすると、かえってあらぬ妄想や混乱を招いてしまい、それを収拾することで一苦労し、挙句の果ては何も伝わってなかったということになるからである。

　冒頭にあったように、日々のプログラムを全部こちらが決めてしまうのは、少し行きすぎた行為だとしても、一つひとつのかかわりを通し、いつの日か彼女らがひとりでも「あ、スタッフとこんなふうに考えたな」「スタッフならきっとこう言うだろうな」と思い出してくれるようになり、あらたな選択肢や行動につながるようになれば、しめたものだと思う。

（佐藤　朝子）

ダルク女性ハウスでの日々②
：ある1日の出来事を通して

　「ダルクは怖いから行かない方がいいって聞いていたんですけど、思ったより良い所ですね」。はじめて訪れる人は、ダルク女性ハウスの印象をこのように述べることが多い。私もはじめてダルク女性ハウスを訪れた時、「ぬくぬく、まったり」とした心地よい空気を感じたものだ。しかし、どうやら病院に通う薬物依存症者やNA（Narcotics Anonymousの略。薬物依存症からの回復を目指す当事者の集まり）に通うメンバーの一部のあいだでは、「"ダルク"は薬物が飛び交っている危険な場所」という根拠のない決めつけや、良からぬ噂があるらしい。

　そこで、ダルク女性ハウスの空気や文化について少しふれてみたいと思う。ダルク女性ハウスに通うのは主に20代～50代の女性である。それぞれ独身、子育て中のシングルマザー、問題を抱えている夫がいる等の女性で構成される。薬物依存症者である彼女らはお互いを"仲間"と呼びあう。

　たとえばこれはある1日の（というと大げさだが）出来事である。※登場人物は仮名。

　通所したばかりの洋子ちゃんは、今日も朝からスタッフのデスク脇でふてくされている。「人が怖いんです。ミーティングに出たくない。何を話したらいいかもわからないし……」。すると、当事者スタッフが「じゃあ"人が怖い"っていうテーマで今日はミーティングをしようよ」と提案をし、ミーティングが始まる。洋子ちゃんは今感じている怖さについてポツリポツリと話し出す。「前に人（の心）を傷つけたことがあって、以来、人を傷つけるのが怖くて人を避けてきたんです。5年も引きこもっていたら今度は人とどうつきあったらいいかまったくわからなくなってしまって。私、ここに居ていいのかな」。すると別の仲間も「私も本当は人が怖いの。でも怖いと逆に笑っちゃうから皆には愛想の良い人と思われてる（苦笑）」と話し出す。ミーティングが一巡して終わると面倒見の良いマユちゃんが「洋子、こっちに来なよ。私、洋子ちゃんのこと好きだよ」と傍の座布団を差し出す。洋子ちゃんははにかみながらも嬉しそうに近づく。

　ホッとしていると玄関の方で誰かの声がする。「佐藤さん来てくださーい！　和江ちゃんがパニック起こしてる！　家を出る時に娘さんと喧嘩したんだって！」。和江ちゃんは汗だくになり、過呼吸発作を起こしている。「えーと、紙袋！　紙袋！」私が慌てると、恵美ちゃんが「ブラジャー外して、丸くなって。ついでにズボンのウエスト緩めて！」「ウエスト、ゴムだ」「じゃあ脱がせよう。なんでこんなきついのを無理して履いてるのかな」。恵美ちゃんは私が慌てても、先日の勉強会"パニックの対処方法"で学んだことを的確に実践してくれる。

　ようやく一息ついたところで、そろそろお昼だ。ダルク女性ハウスには通所施設とは別に入寮施設がある。"あわよくば薬を使いたい"と心のどこかで企んでしまうのは通所者にしても入寮者にしても同じことだが、入寮者がスリップ（薬物の再使用）した

コラム

場合、仲間に与える影響が半端なものではないので、とくにビギナーの入寮者には神経を使う。なるべく仲間とともに行動し、一人にならないというのも再使用に陥らない智恵の1つだ。そのために近くのコンビニに行くにも必ず誰かについて行ってもらわなければならないのがビギナーの悩みの一つでもある。カナちゃんは入寮してまだ1週間のビギナーだ。お昼の時間が近づくと誰かに頼んで一緒に買い物に出なければならない。モジモジしていると、以前からいる京子が気持ちを察して「カナ、一緒に行かない？」と誘ってくれる。ついでに私が「明日カナの受診日なんだけど、クリニックまで一緒に行ける？」と尋ねると、「いいですよ」と快く返事が返ってくる。「ありがとう。いつもごめんね」とカナが恐縮すると、「私もやってもらってきたことだから気にしないで。今はそれを誰かに返せることが嬉しいの」とニッコリ。自分のしてもらったことを別の誰かに渡して行くのもハウスが大切にしていることの1つだ。と、その時、ルルル……電話のベルが鳴る。「合格しました！」涙声でアリスが報告してくれる。2年越しで受験した看護学校合格の知らせだ。「アリス、合格したんだって！」「わー、やったあ！　おめでとう！」仲間から歓声が上がる。苦手な数学の克服のために毎週ボランティアを頼み、小論文の添削や模擬面接はスタッフが担当した。やっと夢への一歩が拓けた瞬間だ。誰でもいつでもやり直す機会が与えられていることに私は感謝の気持ちがあふれる。

　食事の後は、まったりタイムだ。仲間が施設に置いてくれているマッサージ機が「あ・うん」の呼吸で順々に回されていく。運動不足の仲間をウォーキングに誘う仲間もいる。

　書ききれないことがたくさんある。こうして記しながら、私はダルク女性ハウスが、私も含め互いの成長を支えあう場であることに、改めて気づかされる。

(佐藤　朝子)

図書案内

ダルク女性ハウス編 (2009). Don't you?──私もだよ　からだのことを話してみました JRC／上岡陽江・ダルク女性ハウス (2012). 生きのびるための犯罪　イースト・プレス：この2冊は、ダルク女性ハウスに通う仲間たちの当事者研究から生まれました。女性の依存症者のことがよくわかる内容です。

Chapter 10 依存症の当事者の家族に対する支援

> ■■キーワード：家族の実態、偏見、家族に焦点を当てた支援■■
>
> 薬物依存問題は、当事者のみならず家族にもダメージを及ぼし、家族は治療や回復の大きな役割を担わされる場合が多い（森田，2010）。1990年代初頭の第三次覚せい剤乱用期の対策として、内閣府薬物乱用対策推進本部は1998年に薬物乱用防止5か年戦略を策定した（内閣府，1998）。5年後に策定された薬物乱用防止新5か年戦略（内閣府，2003）では、「家族への支援の充実」が目標4にあげられ、精神保健福祉センターでの家族教室の開催や相談窓口の開設、広報などが行われている。
>
> 本章では、薬物依存問題によって家族がどのような影響を受けているか、実態調査から見えてきた当事者および家族の特徴について紹介する。あわせて、家族への接し方、家族自身の状態への着目、社会資源情報の提供など、家族支援の留意点を述べることとする。

1. 家族支援とは何か
──家族形態・家族機能の変化と援助

わが国では急速なスピードで少子高齢化が進んでいる。高齢化を示す割合（高齢化率）は、1970年で7.1％と高齢化社会に、1995年で14.6％と高齢社会になり（国勢調査）（図10-1）、2007年には21.5％と超高齢社会となった（人口推計）。国立社会保障・人口問題研究所の推計によれば、日本の人口は徐々に減少し、高齢化率は上昇することが見込まれている。出生数も第一次ベビーブームを頂点として一時期を除いて減少傾向であり、2012年には過去最低となった。

急速なスピードで進む少子高齢化に伴う単独世帯の急激な増加、出生数の減少と核家族化によって生じる小家族化は顕著である。

社会学の視点から、家族を「現実のさまざまな課題に対応しようとする集ま

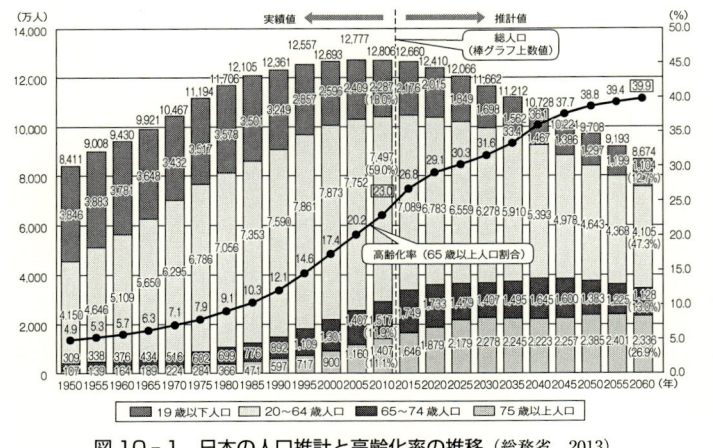

図10-1 日本の人口推計と高齢化率の推移（総務省，2013）

りのひとつ」として整理した後藤の言葉を借りるならば、近代家族は、前近代の封建的な家族から「家族成員相互の強い情緒的紐帯」をもちながら離脱し、最小単位である核家族化した家族を性別役割分業によって維持してきた状態にある。家族が対応する人生におけるさまざまな課題（ライフタスク）は、老親の介護と思春期の子どもへの対応時期が重なるように多種同時多発的に発生する（傍点筆者）。このような事態に「人手、知恵、経験の限られた核家族の範囲内で、性別役割分業下、とくに主婦／母親ポジションに負担を集中させる形で、家族にできることは限られている」と後藤は指摘している（後藤，2009）。少子高齢社会のなかでの家族機能の弱体化は、特定の家族に問題が生じている（問題家族）という発想よりも、一般的な家族に問題は広がっている（家族問題）と見るのが妥当である（得津，2005）という見方もある。

現代においては、まとまりとしての家族の機能を強化するという支援は限界であると言えるだろう。とくに子どもの教育や介護などの専門的な色彩を帯びるライフタスクに関しては、外部からの援軍を恃み、個人のネットワークとしての家族を力づけるという方法に切り替えざるをえない。「プライバシーのとりで」である家族に援助職者が介入できる所以はそこにある。

このことを前提に、家庭内で薬物問題が発生した場合に家族が受ける影響、家族への接し方について、順に見ていくことにしよう。

■■■ 2. 薬物依存問題をもつ人の家族に何が起こっているのか──実態調査から ■■

　ここで、薬物依存症当事者の家族がどのような状態に置かれているのか、2008年に行われた「アルコール・薬物問題を持つ人の家族の実態とニーズに関する研究」の調査結果から考察する（以下、実態調査）（成瀬, 2009）。表10-1は、調査結果からアルコール依存、薬物依存それぞれの当事者、家族の状況を整理したものである。

　対象家族は、アルコール依存が断酒会（81.9％）、薬物依存が回復施設であるダルク（DARC: Drug Addiction Rehabilitation Center）および関連施設の家族会（74.0％）の会員と、いずれも援助機関につながっている家族である。有効回答は、アルコール2,032、薬物543であった。

　違法性という点から見ると、依存対象となる薬物は処方薬・売薬から、所持しているだけで処罰の対象となる覚せい剤などの違法薬物、法規制の網目をかいくぐって社会問題化している危険ドラッグ等と幅広い。そのため当事者の司法機関の利用状況は、薬物依存では受刑経験ありの人は64.8％と受刑経験のある人が多いのに対し、アルコール依存では受刑経験ありの人は8.2％と受刑経験のない人の方が多い。当事者の年齢は、薬物依存では31.7歳±8.7歳と20～30代の若者で男性が多いのに対し、アルコール依存では平均年齢59.0歳±12.0歳と社会経験のあるいわゆる大人が多い。はじめて問題に気づいた時の当事者の年齢も、薬物依存で平均22.8歳（σ 8.4）、アルコール依存で平均41.75歳（σ 11.6）と、薬物依存は思春期から青年期にかけて発現する問題であることがわかる。登場する家族の年齢と属性も、薬物依存では親が91.7％を占め多くは母親であり、アルコール依存では配偶者が79.0％を占め多くは妻であることが予測される。また、当事者の収入源も薬物依存では親からの収入が41.9％を占めるのに対し、アルコール依存では当事者の収入が45.7％と、薬物依存では経済的に親に多くの負担がかかっていることがうかがわれる。さらに、気づきから相談までの期間を見ると薬物依存ではなんらかの相談機関利用まで3年、アルコール依存では5年5ヵ月（σ 11.4）である。アルコール依存が問題として発

表10-1 家族会実態調査から見た特徴 (成瀬, 2009をもとに作成)

	薬物（家族会中心）N=543	アルコール（断酒会中心）N=2,032
違法性	○△× （合法薬物への依存もあり）	×
当事者の年齢	20～30代が多い 31.7歳±8.7歳	大人が多い 平均年齢59.0歳±12.0歳
はじめて問題に気づいた時の当事者の年齢	平均22.8歳（σ8.4）	平均41.75歳（σ11.6）
当事者の司法機関の利用状況	受刑経験のある人が多い 経験あり64.8%　経験なし35.2% 服役回数平均1.6±1.3回	受刑経験のない人が多い 経験あり8.2%　経験なし89.1% 服役回数平均1.5±2.1回
当事者の収入源	①親 41.9% 　131,084円±75358.6円／月 ②自分の収入 36.9% ③生保 13.1%	①自分の収入 45.7% ②年金　46.4% ③親　　17.1%
気づきから相談まで期間	3年 影響は急激・短期に発現	5年5ヵ月（σ11.4） 影響は少しずつ長期に発現
相談が困難な理由	①情報不足 80% ②機関不足 67% ③偏見 60%	①相談先不明 69.9% ②偏見や世間体 42.9% ③医療機関不足 24.8%
医療機関の利用しやすさ	希少 救急外来／精神科（離脱管理）	少ない 精神科（アルコール病棟）
登場する家族	親が多い91.7%（母が多い）	配偶者（妻）が多い　79.0%
家族の年齢	58.4歳±7.9歳	59.9歳±9.8歳

覚するまで比較的時間がかかる上にその影響が少しずつ長期に発現するのに対し、薬物依存は思春期・青年期に問題として発現し、影響は急激かつ短期に現れ、アルコールよりも短い期間でなんらかの相談につながらざるをえない状況であることが推察される。相談が困難な理由として、薬物依存では①情報不足80%　②機関不足67%　③偏見60% があげられており、アルコールの①相談先不明69.9%　②偏見や世間体42.9%　③医療機関不足24.8%に比べると情報、相談機関ともに不足している上に後ろめたさや世間の偏見を感じていることがうかがわれる。

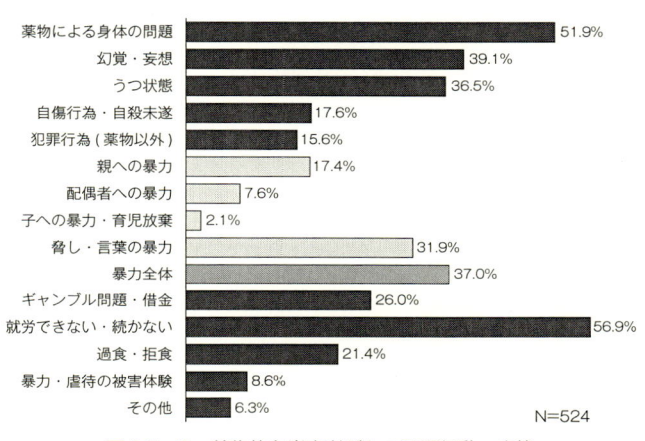

さらに、家族から見た薬物問題に伴う当事者がもつ問題行動や症状を見てみる（図10-2）。出現頻度の高い順に見ていくと、就労問題（就労できない・続かない）56.9％、薬物による身体の問題

図10-2　薬物依存当事者がもつ問題行動・症状

- 薬物による身体の問題 51.9%
- 幻覚・妄想 39.1%
- うつ状態 36.5%
- 自傷行為・自殺未遂 17.6%
- 犯罪行為（薬物以外）15.6%
- 親への暴力 17.4%
- 配偶者への暴力 7.6%
- 子への暴力・育児放棄 2.1%
- 脅し・言葉の暴力 31.9%
- 暴力全体 37.0%
- ギャンブル問題・借金 26.0%
- 就労できない・続かない 56.9%
- 過食・拒食 21.4%
- 暴力・虐待の被害体験 8.6%
- その他 6.3%

N=524

51.9％、幻覚・妄想39.1％、暴力全体（親への暴力、DV、児童虐待、言葉の暴力のいずれかがあるもの）37.0％、うつ状態36.5％と、薬物使用による後遺障害が深刻であることがうかがわれる。当事者の問題行動のうち、暴力についてはとくに注意が必要である。親への暴力17.4％、脅し・言葉の暴力31.9％に加えて、配偶者への暴力、子への暴力・育児放棄はそれぞれ7.6％、2.1％となっている。調査対象者は親が91.7％であることから配偶者や子への暴力・育児放棄は親を通した把握であり、実際には、配偶者や子どもに対する暴力や虐待の発生はもっと多い可能性がある。

薬物問題に関わり始めてからの家族の状況変化については、図10-3に示されるようにうつや不安を感じた66.9％、体調が悪くなった66.5％、金銭的に苦しい状況になった59.5％、仕事や生活がうまくいかなく

- 体調が悪くなった 66.5%
- うつや不安を感じた 66.9%
- 精神科治療を受けるようになった 16.7%
- 仕事や生活が上手くいかなくなった 52.7%
- 金銭的に苦しい状況になった 59.5%

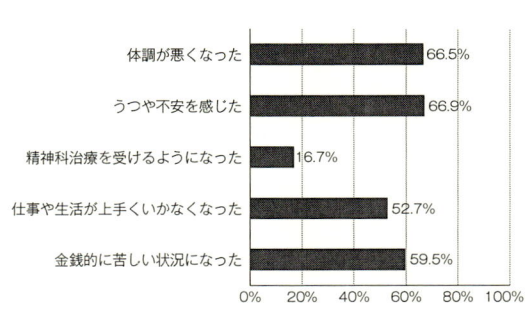

図10-3　薬物問題に関わり始めてからの家族の状況変化

2. 薬物依存問題をもつ人の家族に何が起こっているのか　──実態調査から

なった52.7%となっている。精神健康度をはかるGHQ-12得点が3点以上の人が54.7%と半数以上を占めており、非常に高いストレス状態の集団であることが報告されている。

3. 家族をどのように支援するか

　調査結果から薬物依存問題をもつ当事者の家族の実態は、91.7%が親（多くは母親）で、50～60代が中心であり、3～4割が暴力被害・目撃しており、5割以上が体調不良、不安・うつ、生活苦などを感じ、41.9%が実際に当事者への経済的支援を行っている。しかし、情報や機関不足、偏見等のため相談は困難であるという状況であることが浮き彫りになった。それでは、援助の現場では、家族をどのように支援したらよいのだろうか。ポイントを以下にまとめた。

(1) 家族に対する思い込みを捨てる

　国内外の家族に対するインタビューなどからも、家族が過剰な自責感を有し、薬物使用に伴うトラブルの処理と断薬させるための全責任を家族が負うべきものと考えていること（山野，2002）、子育ての失敗者とみなされ、子育ての責任は自分にあるように感じる（Jackson, D. ら，2007）など、家族の自責感は非常に強い。実態調査からも「家族の責任のように責められた」「親身に相談に乗ってくれなかった」という経験をしていることがわかる。はたして家族は、批難の対象とされるべき存在なのであろうか？

　妹尾は、反社会的行動と家庭内トラウマが相互に影響しあう知見や、子どもの攻撃性や行為障害、物質使用障害が家族環境に由来する側面について詳述した上で、「しかし、今日では薬物乱用を含めた行為障害の発現を、家族環境のみに帰因させる見解は否定的である。換言すれば、親の養育態度だけで若年人口での薬物乱用の広がりを説明できるほど事態は単純ではない」（妹尾，2010）と、安易な家族病因論に警鐘を鳴らしている。また、**トラウマ体験**（児童虐待や性暴力被害、DVの目撃やDV被害）にならんで、**気分障害**、**統合失調症**、**不安障害**、

ADHDなどが依存症のリスクを高めるということは国内外の研究から明らかである（エドワード・J・カンツィアンら，2013）。社会学の視点から本田は、家族はドラッグ使用者に巻き込まれる形で苦しみや生きづらさを被るが、「被害者」や「犠牲者」として認めないという構造的制約があるとし、「薬物依存」の問題を「親の抱えている問題」という視点から説明しようとする典型的な例をあげ、親に対して「加害者」というラベルを執行しようとする傾向があることを指摘している（本田，2010）。薬物依存の発生機序を家族関係のあり方のみで説明することには限界があるのではないだろうか。

　もちろん、援助場面に登場する家族に対する思い込みを捨てることは、薬物依存と被虐待体験に関連がないということを指しているのではない。薬物依存回復施設利用者の薬物乱用と心的外傷（中学生までの被虐待経験）との関連を調べた研究では、利用者の被虐待経験は68.3％と高率であり、薬物乱用にも影響を与えていた（梅野，2009）。また、**覚せい剤事犯受刑者の虐待被害経験**に関する調査では、女性においては児童虐待被害頻度が高いほど物質依存は深刻であった（藤野，2007）。これらの結果は、虐待に対する早期からの治療的介入はPTSDのみならず、薬物乱用の予防としての意義もあることを示唆している（梅野，2009）。しかし、援助機関に登場する家族すべてが、必ず虐待加害者であるという確証はない。菊池は、家族看護学介入において家族をどうとらえるかは家族看護学領域の特徴の一つであると同時に長きにわたり取り組まれてきたテーマの一つであったとし「複数の家族員のいる家族を理解するために、ある一名の家族員を研究対象とすることは、必ずしも家族全体を理解することにはつながらない」と述べている（菊池，2014）。

　もっとも重篤な問題を抱えているのは虐待加害者とみなされる人であり、その多くは当事者の治療や支援を求めて援助機関に登場することはない。登場した場合に必要なのは批難と拒否ではなく、いわゆる虐待加害などの不適切な養育に対する早期の介入と子育て支援である。これに関しては、2008年にようやく厚生労働省によって**児童虐待を行った保護者に対する援助ガイドライン**が発表されており、親支援プログラムの開発と運用に関する研究が行われている。

少なくとも援助希求行動をとり援助機関に登場した家族成員（実態調査によると多くは母親）は、援助を受けるために時間とお金を使い、時として当事者からの暴力を受けながらも「このまま薬を使い続けると、当事者が死んでしまうのではないか」という不安と恐れにおののきながら、なんとか救済して欲しいという強い動機と支援ニーズをもって援助の場に登場するのである。ソーシャル・ケースワークにおける援助関係の本質について言及したバイステック（F.P.Biestek, 1996）は、「ケースワークの中でクライエントを審判するとすれば、それはクライエントが問題を抱えて援助を求めている状況に対して、クライエントに責任があるという非難を直接言葉で、あるいは無言で伝えて一方的に問責することである」と述べ、審判的態度は基本的人権の侵害であることを明言している。

（2）やっと援助にたどり着いた家族をねぎらう

　図10-4は、薬物問題進行度と家族のかかわりについて図式化したものである。多くの場合、薬物依存問題が発生する前に先行する問題を抱えており、それはいわゆる非行（窃盗、夜遊び、暴走族への加入、怠学、家出、喫煙、万引き、反社会組織に属する人物との交流など）だけでなく、重篤なアレルギー疾患や喘息などの身体疾患、学校不適応、いじめ被害、くり返される転職といった当事者の問題から、親の夫婦間暴力（DV）や離婚といった上の世代の問題と、多岐にわたる。薬物依存問題が独立して発生するというよりは、当事者である子、日本では家族として登場する親、双方のさまざまな先行問題が「多種同時多発的」に発生し、そこに薬物問題が加わることで複雑にからみあった纏綿状態（てんめん）となるのである。家族は、学校、警察・司法機関等への対応、身体疾患の治療や管理といった対応に追われながら、薬物問題発生の時期に突入し、薬物問題への対応も余儀なくされる。当事者が未成年の場合はとくに親がしっかり関わるように諭されたり、親の育て方の問題として扱われたりすることが多い。しかし、取り締まりや司法処遇の手続き等が中心で、親は対応に追われて奔走し、親の思いや対応は空回りの状態である。

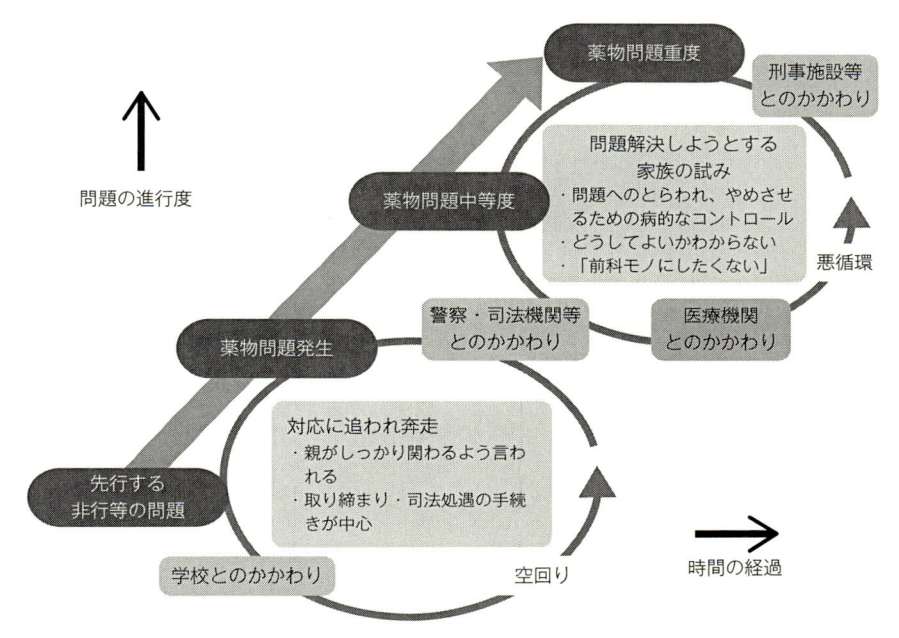

図10-4 薬物問題進行度と家族のかかわり

　薬物問題中等度から重度にかけては、警察・司法機関とのかかわりに加え刑事施設とのかかわり、精神科医療機関とのかかわりが発生する。この時期は、家族は薬物問題にとらわれ、どうしてよいかわからず途方に暮れ、「前科者にはしたくない」という思いで警察への通報はできず、薬物をやめさせるためのかけひきや病的とも思えるようなコントロールをくり返し、家族なりの問題解決を試みる。しかし、結果的には家族の試みは悪循環となり、問題は重篤化していく。「子の問題は親の責任」と思い悩み、子である当事者を殺して自分も死ぬしかないと追い詰められる場合もある。もちろん、全ケースが図示したこの過程を直線的に進むわけではなく、行きつ戻りつしながら百人百様の過程を進むことは言うまでもない。
　ここで着目したいのは、薬物依存問題に関わる医療機関や援助機関に家族が登場するのは薬物問題の中等度以降であり、それまでの対応等ですでに家族は

疲弊していることが多いという点である。家族の疲弊は、当事者や家族自身がもつ先行問題と、援助機関自体の不足という二つの問題に起因している。薬物依存症の治療については、当事者がみずから進んで受診することは希少であり、家族相談や家族の依頼によって治療契約が行われる。家族は「専門病棟がない」「薬物使用は犯罪である」「家族のみの相談は受けない」などという理由で相談や当事者の受診を断られるといった経験を重ねた末に、ようやく受け入れてくれる医療機関を探し当てて治療開始にこぎつけるのである。

　たどり着いた家族に対しては、ぜひねぎらいの言葉と家族自身の状態に着目した声かけをしてほしい。ねぎらいは、家族との信頼関係の基礎となり、信頼関係は次に行うべき支援の方向性を示してくれる。家族自身の状態に着目する理由については、次項以降で詳しく述べることにする。

（3）家族自身の状態に着目する
①情報の整理を手伝う

　援助の場面で出会う家族は、時系列に出来事を説明することができない、誰の発言かわからないような話し方になる、「一生入院させてください」「薬をやめさせてください」といった漠然とした希望しか口にできない、あるいは「何回くらいの薬物使用で後遺症が出るのか教えて欲しい」というような、全体の回復支援から考えるとその時点で考えても仕方のないピントのずれた質問をするなど、いくつかの特徴がある。家族のコミュニケーションにおけるこれらの特徴は、追いつめられ、疲労困憊の状態で混乱状態にあることを示していることが多い。まず、これらの特徴と心理状態を理解した上で、一緒に情報を整理していくつもりで家族の話を聴いてほしい。情報の収集には、以下の二つの利点がある。

　一つ目の利点は、薬物問題は単独の機関で支援が完結することは少ないため、整理した情報をまとめておけば他機関との連携に活用することができる点である。家族にとっても、かかわりがある機関それぞれに同じ話をくり返す必要がなくなり、負担軽減につながる。二つ目の利点は、家族の話を丁寧に聴くこと

で、薬物依存の背景にある問題を探る際の貴重な判断材料を聴取することができる点である。ADHDなどの発達障害の特定には、幼少期から児童期の当事者の状態把握が欠かせない。子育てをした親や、接してきた家族にしか把握されていない違和感（視線が合わない、落ち着きがなく常に動き回る子であったなど）や子ども時代の暮らしぶりや学校生活における情報（学校の成績、担任からのコメントの内容、あだ名など）は、貴重な診断材料である。

　もちろん、情報の利用については家族の了解が不可欠であること、個人情報保護の厳守が大前提であることは忘れてはならない。また、一度に多くの情報を聴取しようと意気込まず、信頼関係を構築しながら普段の会話のなかで確認していくといった配慮も必要である。

　②家族を暴力の受け手にしない

　当事者には薬物関連の問題行動や症状が生じている。特筆すべきは、当事者による暴力である。前述の実態調査の結果によると、当事者から親への暴力、当事者のパートナーに対する暴力（DV）、児童虐待、脅しや言葉の暴力のうち、いずれか1つでもあげた人は調査対象者の37％を占めた。

　調査対象者は、相談機関、ダルク・薬物依存症家族会の利用ができてそれにより当事者が回復の方向へ進み始めているケースが多い（森田，2009）上に、あくまで家族から見た判断ではあるが当事者の51.4％が断薬している状況であるにもかかわらず、家族の4割近くが暴力被害あるいは目撃といった経験をしているのである。ダルクのような回復施設、家族会や家族のためのセルフヘルプ・グループといった自助組織の利用ができていない家族では、この暴力被害・目撃の割合はさらに高いことが推測される。

　ＤＶや児童虐待においては、被害を受けている人が自分の身に降りかかっていることを暴力や虐待であると認識できないことが多いことはよく知られている。信田は、アルコール依存症の夫の妻を例に「彼女たちは、夫の行為をＤＶと思っていないことがほとんどであり、自覚している場合もそれをみずからの恥と思っている」（信田，2012）と「暴力被害＝恥」という構図があることを説明している。恥の意識は、アルコール依存症の人の夫婦関係だけでなく薬物依

存症の人の親子関係でも同様である。親の責任や育て方を激しく追及された経験をもつ親にとっては、たとえ暴力があったとしてもそのことを容易に口にできるものではない。話してもみずからが救済の対象となると思えないためである。また、殴る、蹴るなどの直接的な暴力のほかに、怒鳴り散らす、物を壊す、家族が立っているすぐ近くの壁を殴ったり蹴ったりするなどの威嚇も暴力であるが、家族はそれらの行為を暴力だと認識していないこともある。

　追いつめられた親が自死、あるいは当事者である子の殺害や一家心中を考えるなどの極限状態に陥らないためにも、当事者の暴力を察知し、暴力の受け手にならないよう支援することが必要である。家族からの積極的な訴えがなくても、家族の状態に焦点を当てて接していると見えてくる部分はかなりある。家族自身の睡眠、食事、自身の健康管理の状態、化粧、服装、言動の落ち着きなどは重要なポイントである。暴力被害が察知された場合は、家族の安全・安心を最優先した介入、時には緊急避難の指示を行う必要がある。

③隠された被害者の存在に気を配る

　実態調査の対象となった家族（支援機関や家族会などにすでにつながっている家族）は91.7％が親であり、配偶者3.7％、きょうだい2.4％、その他1.5％という割合であった。支援機関や家族会に参加しない（できない）当事者のきょうだいや配偶者、子どもの存在を忘れてはならない。薬物依存の影響を受けていることは十分に考えられるが、親同様、あるいはそれ以上に当事者の対応に追われる、暴力被害に遭う（配偶者の場合はDV、子どもの場合は児童虐待）などの理由により援助希求行動がとれない可能性があるためである。とくに幼い子どもの場合は、援助希求行動をとることも自分が置かれている状況について理解することも難しいため、隠された被害者となりやすい。親の物質乱用によって、子どもは虐待と暴力にくり返し暴露される可能性が高く、依存問題をもつ当事者は批難や逮捕を避け社会的に孤立する傾向があるため、子どもも孤立し、その結果として社会性の発達が阻害されることが指摘されている（UNODC, 2009）。援助の場面に登場した家族構成員を通して、当事者の周囲に隠された被害者がいないかどうか早期に発見することはあらたな被害の拡大を防止する。当事者の

配偶者やきょうだい、子どもに対する支援はそれぞれに必要であり、今後の支援体制の整備は緊急の課題である。

(4) 利用できる社会資源の情報を提供する

　家族の抱えている課題、問題となる出来事は、状況に応じ刻々と変化していく。それは、他のきょうだいや当事者の子どもの発達の問題や問題行動の発覚、当事者の治療やリハビリテーションの費用、その他の経済的負担増大といったあらたな課題の出現、当事者の薬物問題によって棚上げにしていた DV や夫婦関係の課題への取り組みと、多岐にわたる。それらの対応のためには、家族が利用できる**社会資源情報**をいつでも提供できるように把握し、整理しておく必要がある。

　図 10-5 は、薬物問題に関わる組織について図にまとめたものである。それぞれ機関の役割や利用条件を理解しておくだけでなく、いつでも連携できるように担当者との日頃の情報交換を積んでおくことを忘れてはならない。とくに家族が緊急時に利用する可能性の高い**女性（婦人）相談所、児童相談所**には**一時保護所**が併設され入所可能であることは、どの機関、どの職種の職員であっても最低限の案内ができるよう準備しておくべきである。公の機関の名称は、長い上によく似た名称の機関も存在するため、家族への紹介の際には正式名称を書いて整理する、パンフレットなどの印刷物を手渡すなどの工夫が必要である。

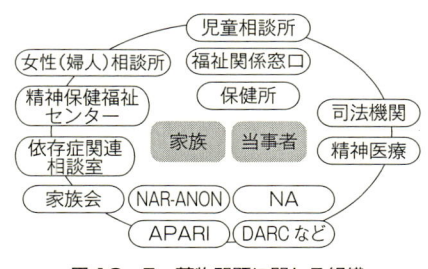

図 10-5　薬物問題に関わる組織
（西村, 2010 を改変）

（安髙　真弓）

＊引 用 文 献＊

エドワード・J・カンツィアン, マーク・J・アルバニーズ（著）, 松本俊彦（翻訳）(2013).
　　人はなぜ依存症になるのか　星和書店

E・P・バイステック，尾崎新・原田和幸・福田俊子（翻訳））(1996). ケースワークの原則
　　——援助関係を形成する技法　誠信書房　141-159
本田宏治（2011）. ドラッグと刑罰なき統制——不可視化する犯罪の社会学　生活書院
藤野京子・高橋哲（2007）. 覚せい剤事犯受刑者の現状（2）児童虐待被害経験からの分析
　　アディクションと家族．24, 160-168.
Jackson,D. Usher,K. & O'Brien,L.（2007）. Fractured families: parental perspectives of the
　　effects of adolescent drug abuse on family life. Contemporary Nurse, 23（2）, pp. 321-30
菊池良太・目麻里子・水越真依・佐藤伊織・福澤利江子・池田真理・上別府圭子．(2014).
　　家族看護の介入研究における「家族」の捉え方と介入効果の評価．家族療法研究, 79,
　　165-175.
森田展彰・成瀬暢也・吉岡幸子・西川京子・岡崎直人・辻本俊之（2010）. 家族からみた薬
　　物関連問題の相談・援助における課題とニーズ、日本アルコール関連問題学会雑誌，
　　45, 141-148.
内閣府薬物乱用対策推進本部（1998）. 薬物乱用防止 5 か年戦略
内閣府薬物乱用対策推進本部（2003）. 薬物乱用防止新 5 か年戦略
成瀬暢也（2009）.　アルコール・薬物問題をもつ家族の実態とニーズに関する研究　厚生労
　　働省平成 20 年度障害者保健福祉推進事業「依存症者の社会生活に対する支援のための
　　包括的な地域生活支援事業」分担報告書，31-115.
西村直之（2010）.　薬物依存症のサポート体制　日本臨床, 168, 1536-1539
信田さよ子(2012). 夜戦としての家族支援(7)初回面接あるいは「果てなき開戦」臨床心理学,
　　12, 553-558
妹尾栄一（2010）.　若者と薬物乱用～近年の動向　家族にしのびよる非行・犯罪——その現
　　実と心理援助　日本家族心理学会（編）　金子書房　pp. 39-49.
総務省統計局（2010）.　平成 17 年国勢調査 最終報告書「日本の人口」統計表　e-Stat 政府統計
　　の総合窓口〈http://www.e-stat.go.jp/SG1/estat/List. do?bid=000001025191&cycode=0〉
　　（2015 年 1 月 6 日）
総務省統計局（2010）.　人口推計（平成 21 年 10 月 1 日現在）年齢別人口　総務省
　　〈http://www.stat.go.jp/data/jinsui/2009np/pdf/gaiyou.pdf#page=4〉（2015 年 1 月 6 日）
得津慎子（2005）.　家族支援論　一人ひとりと家族のために　相川書房　pp. 48-49.
梅野充・森田展彰・池田朋広・幸田実・阿部幸枝・遠藤恵子・谷部陽子・平井秀幸・高橋康二・
　　合川勇三・妹尾栄一・中谷陽二（2009）薬物依存症回復支援施設利用者から見た薬物乱
　　用と心的外傷との関連　日本アルコール・薬物医学会雑誌　44（6），623-635.
UNODC. Guide to implementing family skills training　programmes for drug abuse

prevention. UNODC.
〈http://www.unodc.org/pdf/youthnet/family%20based/FINAL_ENGLISH_version%20for%20PRINTING%20received%20120209.pdf〉（2015年1月6日）
山野尚美（2002）.薬物依存者の家族に対するソーシャルワーク：家族自身の心理・社会的脆弱化と初期介入の試み.社会福祉学，43（1），67-79.

【依存症の家族会の実態】

このコラムでは、世界中でその活動が見られる12ステップに基づいた依存症者の家族の自助グループ（8章コラム参照）と、筆者が関わっている日本独自の薬物依存症者の家族会について紹介する。

1. 依存症者の家族の自助グループ

依存症者の自助グループで、世界中でもっとも中心的な役割を果たしているのはAA（Alcoholics Anonymous）であるが、依存症者の家族の自助グループでもっとも中心的な役割を果たしているのはAl-Anon（アラノン）である。Al-Anonは、AAの創始者ビルとボブの妻、ロイスとアンによって1951年にアメリカで結成された。Al-Anonでは、AAと同様に12stepを用いており、アルコール依存症者への共依存からの回復を目的としている。1973年には薬物依存症者のための家族の自助グループNar-Anon（ナラノン）もアメリカで創設された。その活動は全世界に広がっており、もちろん日本での活動も見られる。

依存症者の家族・友人のための自助グループ
Al-Anon・・・アルコール依存症者の家族・友人のための自助グループ
Nar-Anon・・・薬物依存症者の家族・友人のための自助グループ
Gam-Anon・・・ギャンブル依存症者の家族・友人のための自助グループ
S-Anon・・・性依存症者の家族・友人のための自助グループ

2. 薬物依存症者の家族会

薬物依存症者の家族会は、茨城県で薬物依存症者のリハビリテーション施設、茨城DARC（ダルク）の施設長、岩井喜代仁氏によって1995年に始められた。たとえ薬物依存症の施設で薬物使用を止めることができても、依存症者が家族のもとへ帰ると、再び薬物を使ってしまうということがくり返されたため、岩井氏は家族への知識・教育の必要性を感じたのである。現在は全国でその活動が見られる。基本的には薬物依存症者の家族同士で助け合う自助活動である。薬物依存症者の施設であるDARC（ダ

ルク）と連携・支援をしながら運営されている家族会が多い。2004年4月には、薬物依存症者を抱える家族たちの回復支援の団体として、全家連（全国薬物依存症者家族連合会）が立ち上げられた。

以下の結果は、著者が2002年に茨城ダルク家族会と仙台ダルク家族会について調べたものである。家族会の一部の結果ではあるが、家族会参加者の様子がわかるのではないかと思われる。調査対象は、茨城ダルク家族会82名、仙台ダルク家族会22名、計104名であった。

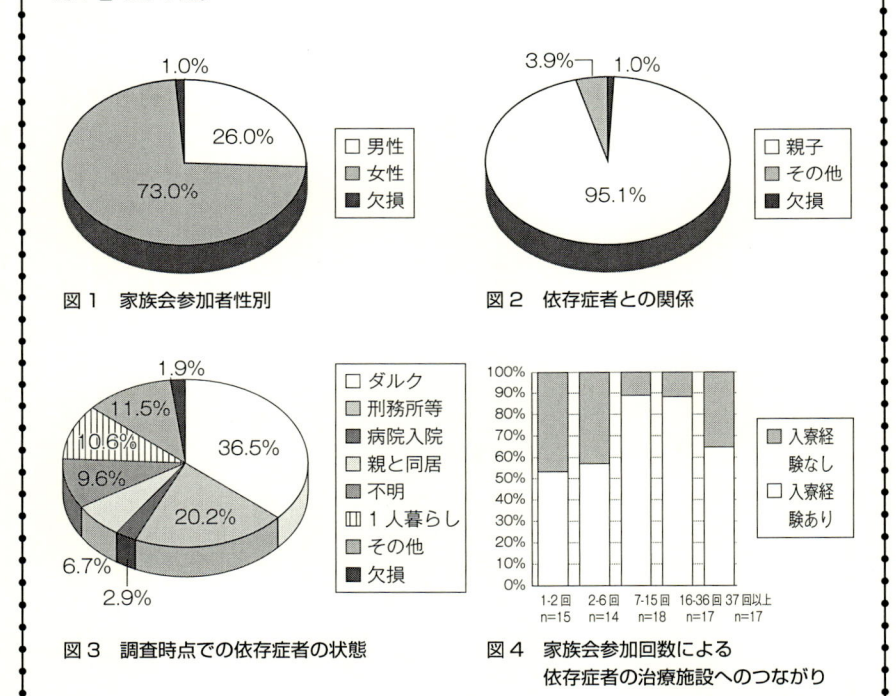

図1 家族会参加者性別

図2 依存症者との関係

図3 調査時点での依存症者の状態

図4 家族会参加回数による依存症者の治療施設へのつながり

参加者の7割は女性であり（図1）、依存症者本人との関係はほとんどが親子関係である（図2）。妻やきょうだいなども見られた。依存症者本人の状態は、薬物依存症の治療施設であるダルクに入寮している者の割合が36.5%でもっとも多く、続いて刑務所にいる者の割合が多かった。一人暮らしの者や行方不明の者の割合も多かった（図3）。図4は、家族会参加回数によるダルクへの入寮経験の有無であるが、家族会参加回数が多いほど、依存症者は治療施設につながりやすくなると思われる結果を示していた。

全国の薬物依存症者の家族会

◆ドムクス・さっぽろ　◆青森ダルク家族会　◆秋田ダルク家族会　◆山形家族会　◆仙台ダルク家族会　◆郡山家族会　◆新潟家族会　◆DAKKS（ダックス）とちぎ　◆アディクション家族会とちぎ　◆茨城ダルク家族会　◆ANAK（アナク）　◆つくば家族会　◆千葉菜の花家族会　◆群馬DA家族会　◆サルビア　◆ドムクス・とうきょう　◆ドムクス・やまなし　◆横浜ひまわり家族会　◆ビリーブ三島家族会・東部　◆ドムクス・沼津　◆ドムクスしずおか　◆ビリーブ家族会・合同　◆ビリーブ静岡家族会・中部　◆ビリーブ浜松家族会・西部　◆東三河家族の会　◆愛知家族会　◆三重家族会　◆ピア岐阜　◆びわこ家族会　◆京都ダルク家族プログラム　◆和歌山家族会　◆岡山家族会（ピアの会）　◆高知家族会　◆北九州ダルク家族会ミーティング　◆九州ダルク家族の会　◆熊本家族会　◆沖縄家族会　◆沖縄ダルク家族会　◆沖縄ダルク家族教室

（岡坂　昌子）

図書案内

厚生労働省（2006）．ご家族の薬物問題でお困りの方へ　厚生労働省医薬食品局監視指導・麻薬対策課：厚生労働省のホームページからダウンロードすることができる。薬物依存症の理解と回復のための家族の対応、全国の精神保健福祉センター等の相談先が紹介されている。

Chapter 11 触法精神障害者への支援

> ■キーワード：触法精神障害者、精神鑑定、医療観察法■
>
> この章ではまず精神鑑定について述べ、その後触法精神障害者への対応について詳述する。あまりよく知られていないが、触法精神障害者は精神科病棟に入院して来る可能性が高い。自分には関係ないと思わずに、もし担当患者が触法精神障害者であったらと想像しながら読んでほしい。

1. 触法精神障害者について

　この章では、**触法精神障害者**についてふれる。触法精神障害者とは、精神障害をもち、法に触れた行為をした者をいう。法律に触れた行為をしたのだから、犯罪者ではないのか？と読者は考えるかもしれない。しかしここで、**責任能力**の問題が出てくる。一般的に犯罪者は、検挙された後に、検察官送致される。そして、検察官によって起訴され、公判手続きをふむ流れになっている。しかし、検挙された段階や、検察官の面談の段階で、精神障害が疑われた場合には、「**起訴前鑑定**」を受けることになっている。また、裁判が開始された後にも、精神障害が疑われ、精神鑑定が行われる場合がある。こちらは公判鑑定や、本鑑定と呼ばれている。

　精神鑑定とは、司法的手続きのなかで、精神医学の専門家が学識や臨床経験に基づいて事件当事者の精神状態を解き明かすために行うものである。司法関係者が、基本的には精神科医に依頼する。筆者は臨床心理士として、精神鑑定の助手を行った体験をもっている（鈴木・安齊・中谷，2005）（鈴木・安齊他，2013）。精神鑑定は、被疑者もしくは被告人に責任能力がどの程度あったかを明らかにするために行われるものであり、責任能力鑑定とも呼ばれる。では、責任能力

とは何だろうか。

刑法では、その人の行為について規範的観点から非難できる場合にのみ責任を問うていくという**責任主義**を打ち立ててきた。刑法第39条には「心神喪失者の行為は、罰しない。心神耗弱者の行為は、その刑を減軽する」と定めている。心神喪失とは、精神障害のために物事の善悪を判断する能力（弁識能力）を失っていたり、その判断に従って適切に行動する能力が失われていることをいう。心神耗弱とは、精神障害のために、弁識能力や行為能力がきわめて損なわれているが、完全には失われていない状態を指す。

このように精神障害のある人を無罪とする考えは、「養老律令」（718年）の時代からあったと考えられている。近世になると、「乱心（者）」という用語を用いて重罪を犯した精神障害者の責任能力の取り扱いが「御定書百箇条」に記されていた。大まかに言えば責任能力判断とは、刑法で非難できる状態にその人があるかないかの判断を指していると考えられる。

2. 歴　　史

（1）明治から大正の犯罪心理学

中谷（2006）によれば、1882（明治15）年に施行された最初の刑法はフランス法の影響を受けていた。司法省が当時のお雇い外国人、ボアソナードにフランス刑法典を基本にした草案を依頼したためである。旧刑法は当時批判を浴びた。その理由は、近代的な市民革命が行われたフランス文化の影響を受けており日本の現状にあっていない、また当時海外で行われていた刑法の近代学派と古典主義（旧派）との論争が反映されていないというものであった。精神医学の世界では当時、榊俶、呉秀三、片山国嘉らによって精神鑑定などの領域は日本の状況にあわせて整備されていった。1897年に榊と呉の共著で『増補改訂法医学提綱下編』が著され、その後の精神鑑定の指針となった。呉秀三の『精神鑑定例』には明治26年から明治40年までの鑑定例が収められており、記載されている犯罪内容は、窃盗、強盗、詐欺、恐喝、暴行致死、殺人、放火などに

なっている。この鑑定例のなかで目を引く事例は7年間で30回の放火をくり返した連続放火犯に関するものであり、この放火犯に関する鑑定に基づいて書かれた呉の論文は、日本放火研究の先駆的業績となった。戦前と戦後の重大な犯罪に関する精神鑑定は、内村祐之らの『日本の精神鑑定』(1973)に収められている。

1907（明治40）年に施行された刑法が現行刑法である。この改訂の背景に刑法学説における「近代学派」の興隆がある。具体的には、責任能力の問題の検討に「精神の状態」を調べることが必要になった。当時の有名な刑法学者は牧野英一（1878-1970）である。牧野は、「近代学派」の立場から新刑法を解説した。近代学派は、刑法の研究史のなかでは、ロンブローゾ以後の犯罪者の科学的測定や犯罪学の興隆とともに現れた、犯罪者の心の内面を重視する学派である。この牧野のもとで犯罪心理学を研究したのが寺田精一（1884-1922）であった。

寺田精一の研究成果を通じて当時の犯罪心理学を紹介する。寺田は東京帝国大学文科大学哲学科に進学し、日本初の心理学者・元良勇次郎に学び（心理学専修）、1909（明治42）年に卒業した。牧野の著書に感動した元良から犯罪心理学を学ぶことを勧められ寺田は牧野のもとで研究をした。寺田は、巣鴨監獄の囚人についての研究や「囚人の心理」「犯罪心理学」「婦人と犯罪」などの多数の著書、論文を残した。また東洋大学、東京女子大学校、警察講習所、憲兵練習所などで非常勤講師として心理学を教えた。

「囚人の心理」の5章「戒護の要件」では戒護は「保護」の意味であり、被拘禁者の行為を指導するものとした。あやまって戒護を行えば国家の名のもとに（うらみで）「社会に反するがごとき性格」を生み出す可能性があり、責任重大であるとした。また6章では教誨及び教育の項をもうけ、罪に対して後悔している人に対しても、拘禁における特殊な心理状態について述べ、さまざまな不安を取り除くため教育が必要であるとした。このような訓戒は、触法精神障害者に相対する医療者にとっても大切にすべきものであろう。

(2) 簡易精神鑑定

簡易鑑定は、東京地方検察庁で1955年より実施された。麻薬や覚せい剤の慢性中毒者に対して、精神衛生法25条・検察官通報と措置入院を円滑に行うために開始されたが、精神障害の疑いのある者にも行われた。1970年代より、すべての地検で行われるようになった。当初は、措置入院を円滑に行うための制度であったが、検察官にとっての第一次的目的は責任能力の有無の判定となっていった。武井（2002）は「（簡易鑑定の場において）精神科医にできるのは疾病の診断とその重症度、治療可能性の判断である」としており、現場の精神科医からは簡易鑑定が重症の精神障害者を早期治療に結びつける役割を果たしているという理解もなされている。

3. 精神鑑定の流れ

精神鑑定は、司法関係者から精神医学の有識者に対して、依頼されるものである。その依頼は精神科医に対して行われる。筆者はあくまで精神科医である鑑定人の助手を臨床心理士として行っている立場であり、精神鑑定を行う主体ではないので、臨床心理士から見た精神科医の活動を記述しているという限界があることをはじめに述べておく。鑑定の依頼があった場合はまず、鑑定人はさまざまな調書に目を通す。犯行の前後の状態や事件に関係した人々だけではなく、患者の生育歴や過去の資料、家族の調書などにも目を通す。

起訴前の鑑定は起訴前鑑定といわれるが、この場合には1日程度の簡易鑑定と、3ヵ月程度かけて行う**本鑑定**とがある。また、起訴後は**公判鑑定**と呼ばれるが、こちらには簡易鑑定はなく、3ヵ月程度かけて行う本鑑定がある。

精神科医の本鑑定では、問診と行動観察、身体検査、**心理検査**などを複合して鑑定書を作成する。身体的検査としては頭部のCT、MRIなどの画像検査、脳波検査、血液・尿検査などが行われる。

筆者が体験した簡易鑑定は、当該患者が警察職員に伴われ、精神科病院において行われたものである。この場合、簡易な知能検査、BGTなどの脳器質検査、

質問紙による人格検査などを実施し、1日のなかで終了できるように組み立てる。簡易鑑定で医師の依頼により、ロールシャッハテストを実施した場合もある。本鑑定の場合は、拘置所に出向き、取調室において行った。事前に多少の情報を得てテストバッテリーを組む。本鑑定の場合にはロールシャッハテストとWAIS-Ⅲが必ず組み込まれることが多い。また、対象によってはWAIS等の知能検査が行えない場合があり、代用として田中ビネー式知能検査を用いる場合もある。本鑑定においては、5種類以上の心理検査を行う場合が多く、描画法などの投影法を用いる場合もある。このような精神科で用いられる心理検査について、その概要を看護師は大まかに把握していることが望ましい。触法精神障害者が入院している場合に、心理検査の結果をもとにして治療やケア計画を立てる場合もある。

▪▪▪▪ 4. 精神鑑定の例 ▪▪▪

　この事例は筆者が担当医師に許可を得て心理臨床学会において発表したものを改変した。うつ病の既往のある女性が、妊娠し、出産したが、「子どもが成長していない」「熱いミルクを飲ませたので喉をやけどしてしまった」という考えにとらわれ、何度も救急車を呼んでしまった。救急隊員や対応した産婦人科では、子どもは成長していること、熱すぎるミルクを与えるなどの間違いは慣れていない母親にはよく起こることだと説明を行った。これらの合理的説明は、患者には理解されず、「自分は子どもをうまく育てられない悪い母親だ」という観念が拡大し、「嫁、死ね」という幻聴が聞こえるようになった。ある日子どもを浴槽で溺死させ、自分も死のうとして一命をとりとめた。この事例は心神耗弱が認められた。読者のイメージする触法精神障害者とは異なるかもしれないが、このような事例でも分類は触法精神障害者となる。筆者が面会した時の患者はある精神科病院に入院していた。目つきはうつろで、空中を見ており、生気が抜けたような、やっと立っているような様相であった。この母親には育児は大変な負担であったと考えられる。このような事例では、犯行前に

周囲が気づくことができなかったが、やはりいったん乳児をあずかり、母親の回復を優先するか、育児において信頼できる人（乳児の祖母など）との同居などを勧めるべきであったと考えられる。入院病棟では、一般のうつ病の患者さんと同じ対応でよいが、妊娠や出産、乳児の話題には患者が敏感になることに事前に注意する必要がある。また**自殺企図**の可能性を考慮に入れる必要がある。

　他に、鑑定事例で印象的であったことは、周囲に刑務官のいるなかで、「このテストはなんだ、やりたくない」と怒鳴られ、テスト用紙をビリビリに破かれ、投げつけられた体験がある。その患者は、手錠をはめられた状態であり、暴力をふるわれる可能性は低かったが、筆者はかなり驚いて混乱した。その後の面談で精神鑑定が行われること自体に納得がいかない状態で連れて来られたことが判明した。一般的に精神鑑定が行われる場合は、すでに患者が落ち着いている状態である場合が多い。しかし、精神科病院に連れて来られた時に、安定した状態にあるとはかぎらないということを体験した。また、拘置所で鑑定中に、患者が急に泣き出したこともある。テスト後に感想を伺っているが、話が患者の母親に及び、「親が年をとっているのに自分はこんなことになって……」と後悔の念が語られたことがあった。かっとなったり、激情に駆られたりして犯行に及んだが、あとで後悔したり、反省したりする場面に看護師が立ち会うこともある。触法精神障害者が入院中に、自分が犯した犯罪について告白したり、打ち明けたりすることがある。このような時も、われわれは宗教者ではないが、あくまでも人間として相手の話を受け止め、反省しているのならば評価や査定をせずに相手の話を聞くべきである。また、反省していない場合でも、自分の犯罪を自慢するように語る者もいる。この場合には、まず人間関係を構築し、相手の話を聞きながら、治療関係が進展していくうちに、患者の考えが変わる場合もある。精神科の臨床は、結局は治療者と患者の信頼関係がなければ成り立たない。

■■■■ 5．触法精神障害者と接する ■■■

　看護師が触法精神障害者と接する場合は、このような人たちが入院患者として現れ、治療中に接する場合が考えられる。一般的な精神科の入院患者と基本的には対応は変わらないと考えられるが、たとえば女性に対する**性犯罪**を犯した人の場合には、男性看護師がいればなるべく男性看護師が対応する、女性の場合は2人1組で対応するなどの工夫が必要である。この場合は、人目があるため女性看護師への性的接触を防ぎ、長い目で、看護師ばかりでなくさらなる犯罪を誘発しない、という点で患者を守るという意味もある。また触法精神障害者は、人格障害も併発している場合が多い。たとえば統合失調症で、まわりの人が自分のうわさをしているという妄想をもつ場合には主治医の薬物療法で軽快し、妄想が薄れていく場合がある。だが、その患者が触法精神障害者である場合には、病気以外の対人関係、たとえば過去に虐待された経験があるといった理由がある上に、その他の複雑な状況（例、過去に警察や病院の職員とのあいだにトラブルを抱えていた等）も絡み、治療者側との人間関係を作るのが非常に難しい場合が多い。このような状況を理解せずに対応してしまうと、患者に暴言を浴びせられたり、患者から身体攻撃を受けるといった問題が起こり、支援者のバーンアウトが起こりやすい。このような問題に直面した時こそ、なぜ自分が支援者になったのか、あるいは支援者として今後も支援を続けていくにはどのように腰を据えるべきかを考えなければならなくなり、人間としてどのように対応するかの正念場である。このような極限状態では、教科書に示されているような理性的な対応は効果を示さない場合もある。しかし、最新の理論も従来の理論も、その理論を開発した人々が必要に駆られて発明してきたものであり、現場で応用できるよう、自分の目の前の現実に応じて工夫して活用していくことも必要である。大切なことは腰を据えるべき状況をなんとか乗り切った後に、看護理論や精神医学、カウンセリング理論などを必要に応じて柔軟に吸収していく姿勢を失わないことであろう。

　古くて新しい問題として精神医療の現場で指摘されているが、支援者が患者

に暴力を振るうなどの問題事件が発生している背景は、このような対人関係の構築の難しさのためであろう。

たとえばなんらかの事情で他者を傷つけようとした（殺そうとした）人が、逮捕され、計画的な犯行の理由が、精神障害によるものであり、治療のために入院してきたとしよう。このような人が入院している場合は、どのような理由で、どのような相手を殺害しようとしたのか、カルテを注意深く読んで理解し、看護師同士あるいは支援者間でのカンファレンスを行う必要がある。その殺害の理由が特定の人に向けられた妄想であり、病棟では落ちついて生活できる患者もあれば、妄想の対象が拡大し、病室に立ち入る看護師らを妄想の対象とする人もいる。対人関係を構築したのちに、可能であれば患者と当該事象について話をして相手の状況に理解を深めることが治療の転機になることがある。入院の原因となった事件を語ってもらうためには患者が心を開くことが必要であり、そのためには時間をかけてゆっくりと相手との関係を作っていく必要がある。この場合、当然のことであるが犯罪を犯そうとした人を怖いと思ったり、患者と話したくないと思う場面も起こりうる。このような時こそなぜ自分が支援者になったのかを思い返し、自己分析することが必要になり、自己分析することによって腰を据えることができる。精神科の病名だけで判断するのではなく、個人の差による精神障害の内容と、それに関連する犯罪内容を考慮にいれた支援が必要になる。

▓▓▓ 6. 医療観察法 ▓▓▓

殺人などの重大犯罪を犯したにもかかわらず、精神鑑定で心神喪失と判断され、刑を免れた人や心神耗弱と判断され刑を減じられた人は「心神喪失等の状態で重大な他害行為を行った者の医療及び観察等に関する法律（心神喪失者等医療観察法）」（一般に**医療観察法**と略される場合が多い）という法律に則り、強制的な医療を受ける必要があるかどうかを判断される。この法律は、以前から刑を免れた触法精神障害者に対する処遇の問題として議論がなされていたが、2005

年に施行が開始された。

　この法律はわが国ではじめて、触法精神障害者の処遇に司法が関与することを定めたものである。平野（2006）によれば、初回申し立ては、検察官によって行われ、「入院」もしくは「通院」の決定、あるいは「医療を行わない」決定が行われる。次に「退院・入院継続」の審判がある。他に入院によらない医療からの「再入院」に関する審判がある。審判で入院医療あるいは通院医療の決定がなされると、対象者は指定医療機関での入院あるいは通院を受ける義務が生じる。また従来の精神鑑定は、それを行うかどうかは裁判所の裁量であったが、この法律の審判を行う場合には鑑定を行うことが前提とされている。審判は鑑定内容を基礎として、裁判官と医師がそれぞれの意見を述べ、評議が行われる。

　医療観察法の精神鑑定のポイントは①**疾病性**、②**治療反応性**、③**社会復帰要因**の三要因である。治療反応性は精神医学的治療に対する肯定的な動機づけや、治療に積極的に参加できるかどうかなどが重視される。

　また、医療観察法の目的は、重大な触法行為を行った精神障害者が今後同じような行為をくり返さずに社会復帰できるように援助することである。そのためには社会復帰を阻害する明らかな要因をはっきりさせ、それらを解決していくことが必要である。

7. ま と め

　触法精神障害者について、主に精神鑑定と、対応についてまとめた。本書を読んで学ぶ学生の皆さんは、偏見をもたず、医療者として真摯にこのような患者に対応していけるように、読者のための図書案内を参考にし、さらなる学びを深めていただきたい。

（安齊　順子）

※本論の一部は「明治・大正時代の日本の犯罪心理学——心理学史的観点から」（安齊順子　中谷陽二）として2005年大阪で行われた日本犯罪学会において発表した内容である。

図 書 案 内

安齊順子・小畠秀吾編著　『わかりやすい犯罪心理学』文化書房博文社：本章で述べた精神
　鑑定以外に，性犯罪，発達障害，薬物依存，家庭内暴力などの触法精神障害に関わる問題
　をわかりやすく解説している。
松下正明・山内俊雄・山上皓・中谷陽二編　『刑事事件と精神鑑定』　中山書店：刑事精神鑑
　定の方法や医療観察法，鑑定における心理テストの選び方など，鑑定に関連する問題を詳
　述した本格的図書。専門家向け。

　　＊引 用 文 献＊

平野美紀（2006）．医療観察法と精神鑑定・審判における精神鑑定　松下正明・山内俊雄・
　山上皓・中谷陽二編　刑事事件と精神鑑定　中山書店，pp. 47-56.
中谷陽二（2006）．刑事精神鑑定の歴史と現状——争点と課題　松下正明・山内俊雄・山上皓・
　中谷陽二編　刑事事件と精神鑑定　中山書店，pp. 2-10.
鈴木志帆・安齊順子・中谷陽二（2005）．解離性同一性障害との関わりが問題となったインター
　ネット犯罪——精神鑑定例から　臨床精神病理 26（2），139-146
鈴木朋子・安齊順子・若林宏輔・浅田和茂・丸田智子・小原健司（2013）．臨床心理士による
　精神鑑定の手法と役割　法と心理，13（1），46-50.
武井満（2002）．起訴前精神鑑定と医療——公的機関の立場から　臨床精神医学，31，
　271-276.

Chapter 12 青年期の心の問題

■■ キーワード：自己，愛着，友人関係，ひきこもり，自殺 ■■

　青年期に生じる問題は、その原因が必ずしも青年期にあるとはかぎらない。心の問題を発達的な視点から理解しようとするならば、特定の時期の発達的課題だけではなく、それまでの生育状況も含めた一連の経過としてとらえることが必要である。本章では、発達的視点に基づきながら青年期の特徴について自己形成と人間関係という切り口から説明をした上で、青年期に生じやすい問題について考えてみたい。

■■■ 1. 自己の形成 ■■

　青年期の一つの大きな課題は、親からの独立である。親と異なる一人の人間であることを意識し、模索しながら自己を形作っていくのが青年期である。

（1）エリクソンのライフサイクル理論
　エリクソン（Erikson,E.H.）は、フロイトの発達理論を基礎としながら、そこに社会的視点を加えた独自の発達理論を提唱した。エリクソンは人間の生涯を8つの発達段階に分け、それぞれの段階にある発達課題が解決され心理社会的危機が克服されると次の発達段階に進むと考えた。エリクソンは人間の発達は

フロイトの発達理論
　フロイトは**リビドー**という性的エネルギーが人間の発達に大きく影響を与えると考えた。リビドーは性的な行動だけではなくすべての行動に対する心的エネルギーとして働くが、リビドーが働く部位は発達の時期によって異なる。フロイトの理論では口唇期、肛門期、男根期、潜伏期、性器期の5段階を経ながら発達が進むと考える。

生涯全般を通じて続くと考え、人生の周期をライフサイクルと表現したことから、この理論は**ライフサイクル理論**とも呼ばれる。また、フロイトの理論とは異なり、発達に影響を与える要因として親や友人などの他者との関係性も大きく考慮した点が特徴である。ライフサイクル理論によれば、暦年齢では青年期にあったとしても、それまでの発達課題が解決されていなければ、年齢相応の発達段階には至っていないということになる。したがって、たとえ中学生や高校生であっても、親子の関係が十分に構築されず基本的信頼感を獲得できていないことが主要な心理的問題となり青年期に見合った発達を遂げられていないということも大いに考えられるのである。それまでの生育歴などをふり返ることにより、どの発達段階でどのような人間関係の問題が生じていたかを知ることが、現在の問題の理解につながることがある。

表12-1　フロイト理論およびエリクソン理論における発達段階

発達段階	フロイト理論	エリクソン理論の心理社会的危機	重要な対人関係
乳児期(0〜1.5歳)	口唇期	基本的信頼 vs 不信	母
幼児前期(1.5〜4歳)	肛門期	自律性 vs 恥・疑惑	両親
幼児後期(4〜6歳)	男根期	自主性 vs 罪悪感	家族
児童期(6〜12歳)	潜伏期	勤勉性 vs 劣等感	近隣・学校
青年期	性器期	自我同一性 vs 同一性拡散	仲間集団
成人初期		親密性 vs 孤立感	恋人 友人
成人期		生殖性 vs 停滞感	家族
成熟期		統合性 vs 絶望	人類

(2) 青年期の特徴

青年期とは、中学生から20代頃までの時期を指す。**ホール**（Hall, G.S.）は青

年期を「疾風怒濤の時代」と呼んだが、それは青年期が子どもからおとなへの移行期にあたり、時には子ども扱いされ、時にはおとなと見なされたりするなど、不安定な時期にあるからである。身体的にも第二次性徴により、急激な変化が生じる。そのため、それまでもっていた自己のイメージが揺り動かされ、自分自身への関心も高まっていくことになる。そして認知発達の点でも、具体的操作期から形式的操作期の段階に至りものごとを抽象的、論理的に考えることが可能となるため、自分という存在、親や教師がもつ価値観、社会のあり方などについて、時に批判的な視点をもちながら考えるようになる。その批判の目は自分自身に対しても向けられるため、葛藤や不安を抱きやすい時期でもある。そのような葛藤のなかで、「自分は何者なのか」「自分はどこに向かうのか」「どんな職業に就いて生きていけばいいのか」という疑問に向きあいながら、**アイデンティティ**（**自我同一性**、ego identity）を確立していく。アイデンティティとは、要するに「自分は何者か」という問いに対する自分なりの答えである。うまくこの答えが見つからない場合には、エリクソンの言う「自我同一性拡散」の状態になる。アイデンティティの確立には多くの試行錯誤や困難を伴うため、アイデンティティが確立するまでのあいだは社会的な義務や責任が猶予されており、その猶予期間を**心理社会的モラトリアム**（moratorium）という。青年期は、自己を形成するまでの猶予期間であるといわれている。

　それでは、アイデンティティが確立するために重要なことは何であろうか。エリクソンのライフサイクル理論では、青年期において重要な対人関係は仲間集団であるといわれている。何が自分らしいかは、自分だけで知ることができない。似たような立場にある仲間との交流のなかで、お互いの違いを認めあい、受け入れることによって「自分らしさ」を見出すのである。また、そうしたアイデンティティ確立のための葛藤や苦しみを共有できるのも仲間である。それまでずっと一緒にいた親から離れ、それに代わって仲間との親密な交流を築いていくことがこの時期の課題となる。青年期において親から精神的に分離することは**心理的離乳**と呼ばれるが、この心理的離乳を果たすためには、同じような悩みを共有する仲間の存在が大きな意味をもつのである。

▰▰▰ 2．人間関係の構築 ▰▰

　人間の発達において他者との関係が重要な意味をもつことは、先に述べた。しかし、なぜ他者との関係を築くことがそれほど重要であり、それがいったいどのような影響を及ぼすのであろうか。この点について愛着理論に基づきながら、青年期の人間関係にまつわる諸問題について検討していきたい。

（1）愛着の形成
　スイスの生物学者である**ポルトマン**（Portmann,A.）は、出生時の発達状態によって哺乳類動物を就巣性と離巣性の2種類に大別し、高等動物の多くが生後間もなく自力で移動が可能なのに対して、人間は未熟な状態で生まれてくることに気づいた。人間が他の高等動物の新生児と同程度の能力を身につけるのは、生後約1年経った頃である。ポルトマンは、人間は本来必要な妊娠期間を1年間短縮して生まれてくるとし、それを「生理的早産」と呼んだ。人間はこの1年のあいだに他者（多くは母親）に依存し、そこから多くの刺激を受けることで、ほかの動物とは異なる能力である言語や二足歩行の基礎となる力をもつことができるのである。そして、その適切な依存関係のなかで得られるのは、言語能力や歩行能力だけではない。その濃密な依存関係を通して、**愛着**（アタッチメント）もまた形成される。
　愛着とは、特定の人と人のあいだに形成される情緒的な結びつきを意味する言葉である。**ボウルビィ**（Bowlby,J.）は乳児期の母子の相互交渉によって愛着が形成されることの重要性を唱え、愛着には4つの発達段階があることを示した。第一段階は、人の弁別を伴わず誰に対しても目で追ったり手を伸ばしたりする段階である。続く第二段階では愛着行動を向ける対象が1人または数人の相手にかぎられてきて、その相手に対してとくに積極的に反応や働きかけを行うようになる。さらに、特定の相手に対する愛着の形成が明確となる「人見知り」が見られるのが第三段階である。最後の第四段階では、愛着対象となる相手（多くは母親）の感情や目標を理解し、必ずしも身体的接近がなくても安心し

ていられるようになる。上に述べた愛着行動は生得的に備わった行動パターンであり、それらの行動により親の保護が引き出される。そのように形成された愛情や温もりのある環境のなかで、他者への信頼感や自分が大切にされているという自分への信頼感の基礎が育まれる。適切に愛着が形成されると、愛着対象と離れていても不安を感じずにいられる。しかし、愛着がうまく形成されなかった場合、成長してからもはじめての場面や不安を感じたりした時にひとりでいることが困難となり、常に他者と一緒にいることを求めたり、不安を鎮めるために不適切な対処行動をとったりすることもある。青年期以降の依存的な人間関係や、問題行動の発生についても、愛着の形成状態という視点からとらえてみると対象者をより深く理解できる場合がある。愛着を形成するためには親などの養育者が安全基地となり、子どもが「何かあっても親のもとに戻ってくれば大丈夫」という安心感を得られるようにすることが必要である。それによって、子どもは安心して外の世界を探検できるようになるのである。

(2) 青年期の家族関係

先にも述べたように、青年期の特徴の一つに親との関係の変化がある。親から精神的に分離し、一人の人間として独立して歩き始める。この説明は子どもの側の視点に立つものであるが、親の視点に立てば、青年期を迎えた子どもから「子離れ」するということになる。このように対人関係は相互に影響を及ぼしあうものであることから、子どもか親のどちらかだけの視点ではなく、家族全体を視野に入れておくことも大切である。

家族を一つのシステムとしてとらえると、子どもが青年期にある家族は、家族のメンバーがそのシステムから分離しようとしている状況にあると見ることもできる。これは家族システムにとって大きな変化であり、システムとしての危機状況でもある。システムに大きな変化が生じそうになると、ホメオスタシスの機能が働き、その変化を食い止めようとするはたらきも同時に生じるのが自然である。家族関係においても、意識的にせよ無意識的にせよ、これまでの関係を維持しようとする動きが生じる。そのため、変化しようとする力と維持

しようとする力がぶつかり、家族のなかで葛藤が生じやすいのが青年期の特徴である。そのような葛藤に揉まれながら自我を磨いていくことが青年期の課題となるわけであるが、親からの干渉が強く、いつまでも子ども扱いをされたままであると自我が育たず自我同一性の獲得が難しくなるだろう。反対に、それまでに親との愛着が十分に形成されていないと、不安が大きいために外の世界に進んでいけなかったり、その不安を癒してくれる関係を見つけた場合にはその関係に依存してしまったりすることもある。子どもが青年期の課題を解決していくためには、まず親は親子関係の変化に対する不安に耐えながら、子どもの独立を見守ることが必要である。しかし、これは放任ではない。安全基地として、離れた場所から見守ることが大切である。青年期にある子どもは、これまで保護されてきた親から離れる不安を、適切な仲間と共感しあうことで乗り越えていくことが求められるのである。

(3) 青年期の友人関係の特徴

　青年期に経験する発達的な危機状況を乗り越えていくためには、仲間の存在が大きな役割を果たす。青年期の友人関係について調査を行った落合・佐藤（1996）によると、青年期のはじめは「浅く広く関わるつきあい方」が多くみられるが、それは年齢が増すにつれて減り、それに代わり「深く狭く関わるつきあい方」が多くなることを明らかにしている。もう少し具体的に説明すると、中学生では自分と友人とのあいだに心理的な距離をおき、周囲に同調して自分の本音を明かそうとせず、単に一緒にいられる仲間として友人関係を意味づけている。つまり、青年期の初期には、お互いの考えを理解しあうよりも、周囲と同じような行動を示すことがもっとも大切なのである。中学生が群れを成して行動したり、異端者を排除したりすることを思い浮かべれば、理解しやすいかもしれない。それに対して、青年期の後半になると、友人とは行動をともにするだけの関係ではなく、お互いに本音を打ち明けあい、ともに心理的な支えとなるような深いかかわりをもつ相手となっていくのである。

　一方で、近年の青年期の友人関係には次の3点が特徴的であるとの指摘もな

されている（石本, 2011）。それは、(1) 友人関係の希薄化およびその進行による心理的距離の遠さ、(2) 友人に対する強い同調性、(3) 友人グループ境界の強固さおよびそれによるメンバーの固定化、の3つである。石本（2011）はそれらの特徴と学校適応との関連を検討し、友人との心理的距離が遠く、グループ境界の強固性が強いほど、学校への適応が悪いことを明らかにした。つまり、お互いに傷つけあわないように距離をとり、いつも同じメンバーと一緒に群れているほど、自分を肯定的に見られず、学校生活にも充実感を感じることが少ないということである。これらの知見をふまえて考えると、青年期において求められる友人関係とは、自分の本心を伝えられるほどに信頼できる関係であり、ただ一緒にいればよいわけではないことがわかる。近年、若者のあいだでパターン化された行動傾向を意味する「キャラ」という言葉が浸透しているが、特定のグループのなかで暗に期待されている行動パターンを読み取り、それに応えるようにふるまうことが青年期において少なくない。「キャラ」に沿った行動ができることも一つの適応戦略ではあるが、先の研究結果は、それだけでは心理的な充実が得られないことを示している。エリクソンが示した青年期の発達課題が自我同一性の確立であったように、他者とは異なる自分をみずから受け入れ、それを外に示していけるようになることが青年期の目標であるといえよう。

3. 青年期に生じやすい問題

　これまで見てきたように、青年期は一人の独立した人間となるべく模索を続ける時期であり、その苦しい事態を乗り越えるために同じ状況にある友人と協力しあうことが必要になる。しかし、小中学校時代にいじめの被害にあうなどして、不登校になったり友人を作ることができなかったりするケースも珍しくはない。周囲との人間関係が築かれていなければ、自分が困難に陥っても誰かに助けを求めることは難しい。そのような孤独な状況にある青年が、ほんのささいな出来事をきっかけとして、ひきこもりや自傷、最悪の場合には自殺に至

ることもある。本節では、今あげた青年期に生じることの多い「ひきこもり」と、数は多くないが青年期においても対策が急務となっている「自殺」の問題について、その実態と支援について説明する。

(1) ひきこもり

ひきこもりの状態にある人の数を正確に把握することは難しいが、内閣府が2010年に実施した調査によると、ほとんど自宅から出ることのない「ひきこもり」の人は23.6万人おり、自分の趣味に関する用事の時だけ外出する「準ひきこもり」まで合わせた広義のひきこもりの人数は69.6万人であると推計されている。この数字は、調査で得られた出現率1.79%という値を、2009年の15～39歳人口3,880万人にかけた数である。つまり、青年のおよそ56人に1人がひきこもっていると考えれば、その数がいかに多く、決して他人事でないことがわかるだろう。

ここでいうひきこもりとは、精神障害の症状によるひきこもり状態とは異なるもので、厚生労働省は「仕事や学校に行かず、かつ家族以外の人との交流をほとんどせずに、6ヵ月以上続けて自宅にひきこもっている状態」と定義している。定義の上では精神障害の症状によるものでないとされているために、ひきこもりは本人のやる気の問題であり、親に甘えているだけであると考えられてしまうこともあるかもしれない。しかし、実際には未治療の精神障害があり、その症状として家から出られなかったり、ひきこもりの長期化により二次的になんらかの精神的健康の問題を抱えていたりする可能性も含んでいる。また、ひきこもりによって、青年期の発達課題である仲間との関係づくりや、それによって促進される自己形成、さらには社会参加の機会が失われることにもなる。したがって、ひきこもりに対する支援も精神保健福祉の対象となるという認識をもつことが重要である。

ひきこもりの原因は多様であるといわれているが、上記の調査では、「職場での不適応」と「就職活動の失敗」を原因と答えた割合が多く（計44.0%）、「小中高時代の不登校」や「大学での不適応」の割合は少なかった（計18.7%）。こ

の結果から、必ずしも不登校の延長でひきこもりになる人ばかりではないことがわかる。また、その報告書では、ひきこもり状態にある人は人づきあいが極端に苦手で、人との接触を恐れる態度をもっているため、彼らの対人関係の苦手意識や人間不信に対して対応していく必要があると述べられている。

それでは、ひきこもりの状態にある人に対する支援はどのようになされるべきなのだろうか。まず必要なことは、ひきこもりの段階を把握することである。ひきこもりには、大きく分けて4つの段階があるとされる（図12-1）。

最初の準備段階は、本人の内面での葛藤が中心で、身体症状や不安・抑うつなどの一般的症状が伴うことはあるものの、まだ自宅にひきこもってはいない段階である。この段階では、周囲の人間は本人のちょっとした変化や顕在化した症状に注意を払い、それをきっかけに本人が抱えている不安や困難について話したり対処したりすることが望ましい。

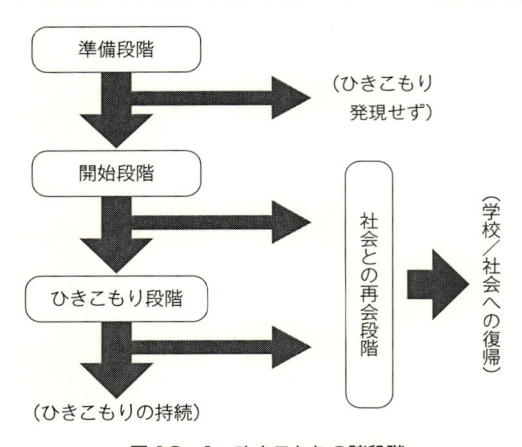

図12-1　ひきこもりの諸段階
（内閣府子ども若者・子育て施策総合推進室，2011）

続く開始段階は、実際にひきこもりが始まった直後の状態である。内面での葛藤がさらに大きくなり、情緒的動揺も目立つようになる。「幼児のように親にしがみつくかと思うと、手のひらを返すように暴力的な言動を示すような不安定さと両価性の目立つ時期」であるといわれる。この時期には、本人には休養が、家族には余裕が必要であるため、支援者は過度に指示しすぎないように注意しなくてはならない。

ひきこもりの段階では、不安定な状態がある程度は落ち着くものの、家の外へ連れ出そうとするなどの介入に対しては強い抵抗を示す。この時期は、ひき

こもりの背景にある心理的問題からの回復に取り組んでいる時間と理解し、社会復帰を急かすことは避けなければならない。支援者は本人の様子を焦らずに見守ると同時に、不安を抱いている家族を支えていくことが重要となる。

最後の社会との再会段階に至ると、ひきこもり状況と実社会とのあいだにある「中間的・過渡的な時間と場」を探し求めるようになる。大学の学生相談室やジョブカフェ、NPO 等によるフリースペースなどがその例としてあげられる。この時期の留意点は、本人の変化に周囲が一喜一憂せずに安定したかかわりを続けることである。

(2) 自　　殺

1998 年から 2011 年までのあいだ、わが国では自殺者が年間 3 万人を超える事態が続いていた。そうした事態に対応するため 2006 年には**自殺対策基本法**が制定され、そこで**自殺**が個人的な問題を超えて社会全体で取り組むべき問題としてとらえられるべきであることが示された。さらに、2012 年には「**自殺総合対策大綱**〜誰も自殺に追い込まれることのない社会の実現を目指して〜」が閣議決定され、社会的な取り組みにより自殺は防ぐことができるという考えのもとに、地域レベルの実践的な自殺予防の取り組みを中心に、総合的な自殺対策を推進していくことが定められた。具体的な対策の例をあげれば、自殺者のなかで比率がもっとも多い中高年男性への対策として、家族が中高年男性のうつ病の兆候を早期に発見し、自殺を予防するためのキャンペーンなどが実施されている(図 12-2)。その後、2012 年と 2013 年においては自殺者数が 3 万人を下回ったが、依然として高い水準にあることに変わりはない。

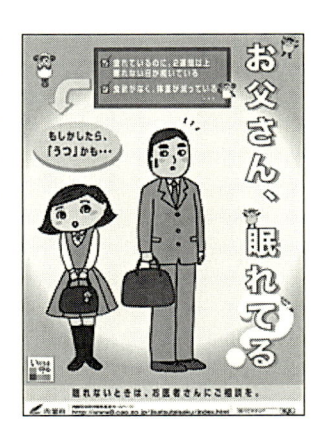

図 12-2　うつの早期発見と自殺予防のキャンペーンポスター
(内閣府 HP)

また、厚生労働省が発表した人口動態統計によると、平成 24 年に死亡した 15 歳から 39 歳までの

人たちの死因の1位は自殺であった（表12-2参照）。とくに20歳から29歳の人では、自殺が死因の半数を超えているのである。日本の自殺者数全体の割合で見ると目立たないが、だからといって青年期の自殺の問題を軽視してよいわけではないことは、この表からも明らかである。自殺総合対策大綱においても、若年層向けの対策を充実させる必要性が示されている。

表12-2 年齢階級別死因順位および死亡数（人）

年齢	第1位 死因	死亡数	第2位 死因	死亡数	第3位 死因	死亡数	第4位 死因	死亡数	第5位 死因	死亡数
10〜14	悪性新生物	110	不慮の事故	94	自　殺	75	心疾患	25	脳血管疾患	18
15〜19	自　殺	509	不慮の事故	340	悪性新生物	165	心疾患	60	先天奇形等	27
20〜24	自　殺	1277	不慮の事故	427	悪性新生物	172	心疾患	111	脳血管疾患	32
25〜29	自　殺	1587	不慮の事故	418	悪性新生物	333	心疾患	184	脳血管疾患	62
30〜34	自　殺	1586	悪性新生物	685	不慮の事故	470	心疾患	345	脳血管疾患	154
35〜39	自　殺	1993	悪性新生物	1535	心疾患	681	不慮の事故	600	脳血管疾患	422

青年期の自殺は、必ずしもうつ病が原因であるとはかぎらないといわれている。石田（2005）は、現代の青少年に特徴的な「死への態度」と自殺について検討し、そのなかで「もろい心の絆」について言及している。つらい出来事が起きて「死にたい」と感じたとしても、実際に死のうとする人は少ない。家族や友人の顔が思い浮かび、自殺を思いとどまることも多いのではないか。他者との心の絆は自殺の抑止要因の一つであり、近年行われている**ゲートキーパー**の養成も人と人とのつながりによって自殺を予防する取り組みである。しかし、心理的な危機にある青年が、希薄な家族関係や友人への不信感などのために、助けを求める相手を見つけられなければ、孤独感や絶望感は強まっていくだろう。青年にかぎらず、自殺リスクのある人の支援には、まず関係を作ることが肝要である。

　自殺のリスクのある人と関係を築くには、どのような点に留意すべきなのであろうか。この疑問には、ゲートキーパー養成の研修内容が参考になる。「ゲートキーパーとしての心得」として、表12-3に示したような11項目があげられている。内容を読めばわかる通り、これらはいたって普通のコミュニケーショ

ンについて示しているにすぎない。普通のコミュニケーションを丁寧に余裕をもって行うことがもっとも大切なのである。このことは自殺対策としてだけではなく、その他の疾病や問題を抱えた人に対する看護や支援、さらにそれをも超えた、すべての人間関係においてもっとも重要なことなのではないだろうか。当たり前のことが一番難しいものだが、それを目指す努力は惜しんではならない。

表12-3 ゲートキーパーとしての心得 (内閣府自殺対策推進室, 2012)

- 自ら相手とかかわるための心の準備をする
- 温かみのある対応をする
- 真剣に聴いているという姿勢を相手に伝える
- 相手の話を聴く
- ねぎらう
- 心配していることを伝える
- わかりやすく,かつゆっくりと話をする
- 一緒に考えることが支援
- 準備やスキルアップも大切
- 自分が相談にのって困ったときのつなぎ先を知っておく
- ゲートキーパー自身の健康管理,悩み相談も大切

(佐藤　純)

図書案内

菊池武剋監（2004）　トピックス 思春期・青年期と向き合う人のための心理学　中央法規出版：思春期・青年期にある子どもが直面する問題や彼らへの関わり方について、学術的な裏付けを示しながら、そのトピックごとにコンパクトにわかりやすくまとめてある。

高橋祥友（2002）　医療者が知っておきたい自殺のリスクマネジメント　医学書院：わが国における自殺予防学の第一人者によって書かれた医療者向けの一冊。精神科医療にかぎらず、広く医療従事者が自殺予防に対する意識を高めることが重要であると述べられている。

＊引用文献＊

石田弓編（2005）．シリーズ荒れる青少年の心 自己を追い詰める青少年の心——自殺の心理——発達心理学的考察　北大路書房

石本雄真（2011）．現代青年における友人関係の特徴と心理的適応および学校適応との関連．発達研究，25，13-24．

内閣府子ども若者・子育て施策総合推進室　2011　ひきこもりの評価・支援に関するガイドライン

内閣府自殺対策推進室　2012　ゲートキーパー養成研修用テキスト（第二版）
内閣府　2012年3月〈http://www8.cao.go.jp/jisatsutaisaku/kyoukagekkan/gatekeeper_text2/index.html〉（2014年10月1日）

落合良行・佐藤有耕　1996　青年期における友達とのつきあい方の発達的変化．教育心理学研究，44，55-65．

Chapter 13 看護における対人関係とコミュニケーション 再考

> ■■キーワード：看護の基本技術、発達、支援被支援関係、感情活用、創発的内省性■■
>
> 本書のいくつかの章で、対人関係に関する看護理論、看護に役立つ心理学の知識、カウンセリングの技術など依存症の当事者との対人関係について取り上げてきた。それらの活用を考えるにあたり、支援を受ける人々の特性を理解していないと、支援は現実味を帯びなくなってしまうどころか、どこかで行き詰まってしまうだろう。依存症の当事者への支援は、なぜ難しいと思われるのだろうか。最終章では、看護職が支援を行う際に基本としてきた3つの視点から、看護における対人関係とコミュニケーションを再度考えていく。

■■■ 1．対人関係を考える前提となるもの ■■■

（1）看護の基本技術という視点

　支援の対象となる人に対し、提供する看護の基本となる基本技術とは何か、今一度見直してみよう。それは学術用語として、「看護の専門知識に基づいて、対象の**安全、安楽、自立**を目指した目的意識的な直接行為であり、実施者の看護観と技術の習得レベルを反映する」と定義されている（日本看護科学学会看護学学術用語検討委員会，2011）。同定義では、安全とは「危険のない状態をいい、看護を提供する際の必須要件である。安全は、看護職者の意図的な活動と組織的な活動とによって確保される」と示されている。また、安楽とは「人間の基本的な欲求であり、看護の基本原則として、安全・自立とともに重視される要素である」とされ、**身体的安楽**とは「痛みや煩わしい自覚症状がない状態」、**精神的安楽**とは「穏やかで落ち着いた気持ちでいることができ、周囲の人々とのあいだに安定した相互作用をもたらすような状態」、**社会的安楽**とは「自身

の社会的役割の遂行状態に対して、自分にも家族やその他周囲の人々にも不満や苦痛のない状態」としてとらえられている。そして、その安楽にもっとも関わるのは看護職者であるとされている。安全、安楽と並んで目標とされている自立については、問題解決や目標の達成のための意思決定、自己の生命やライフスタイルについて意図的にみずからが選択肢のなかから決定していく自己決定と、決定したことの遂行における自己管理能力によって成立するとされ、そのプロセスを看護職者が支援するということが示されている。日米の2つの看護文献レビューにおいての比較では、和文献において安楽が看護技術など看護行為の結果として記述されており、英文献のcomfortと比べ、より看護技術に密着した概念であると推測されている（佐居，2004）。

依存症の当事者において、これらの基本技術はどのように考えられるだろうか。統合失調症やうつ病などの人への支援とは、疾患をもちながらも症状の増悪をできるかぎり予防し、機能を維持向上させていくことで、あらゆる支援はそれに向かって取り組まれている。依存症の場合は、精神科関連の医療機関や施設に勤務する専門職者においてでさえ、依存物質をやめること自体が回復であるととらえていることが多い。しかし、本書の第8章で展開されている、薬物依存症の当事者に対するインタビューでは、実際に薬物をやめるためにいろんなことを試みたがやめられず、治療や回復支援施設、自助グループにつながるまでに多くの時間を費やしてしまったというのが現状であるということがわかる。回復への意欲がないのではなく、やめたくてもやめられないという葛藤に苦しんでいるのである。ある対象者は、自力で断薬しようとさまざまな試みをしたが失敗したという話に関連して、刑務所に収監されているあいだは薬物使用をせず、規則正しい生活を送ることで体調を取り戻すことができたが、その時期がなければ覚せい剤の連続使用の影響で身体がボロボロになり、とっくに死んでいたと語った。薬物依存症の当事者であり、日本ダルク代表の近藤は、「薬物依存症の狂気」として、この葛藤を「刑務所に入ると薬物は手に入りません。そこに収監された者は薬物からいったん離れることもできますし、強制的に長期間にわたり離れていられます。しかし、結果はいつも同じです。その

後、クスリを一度でも使うと、遅かれ早かれ、また薬物依存の悪循環のサイクルにもどってしまいます。」(アパリ，2000)と表現している。

一方で、治療の場で提供されている支援プログラムの多くでは薬物をやめることに重きが置かれ、やめたくてもやめられないという苦痛や、長くやめ続けていくことの困難にはあまり焦点が当たっていないように思える。やめられないのは、やめることが自分の生命の危機となるからである(西村，2010)。しらふのままで生活上の煩瑣な現実に立ち向かうことは、薬物依存症の当事者に大きなストレスを与え、薬物の再使用にもつながりやすい。薬物使用をやめられても、その後に残る精神症状、元来もっている不安定な精神的傾向によって生じる苦痛については、上岡(2011)が「その後の不自由」として、多くの薬物依存症の当事者を代表して述べている。薬物をやめることも回復であるが、やめたあと、やめ続けて生きていくことも回復なのである。支援者が当事者のこのような実態を理解せずに、当事者にとっての安全、安楽、自立とは、依存物質の使用をやめていることであると考えていると、支援を受ける側と提供する側の思惑にズレが生じてしまう。そのため、一生懸命支援を提供し続けても、お互いの相手に対する期待や要求はほぼ永久的に平行線をたどることになるだろう。また、支援者の側で見落としがちなのは、長期的な依存物質の使用によってもたらされる脳の委縮などによる脳機能の変化（第5章参照）である。多くの当事者が、自分の知らないうちにいつのまにか飲酒、薬物使用を行っていた、という話をしているが、それは意志の減弱というよりも、依存物質使用による悪影響も背景となっている。ただ単に依存物質の使用をやめなさい、というだけでは、当事者の安全、安楽を脅かし、自立を進めるどころか、安全、安楽を脅かされたことによるストレスによって、さらに良くない状況をもたらす可能性がある。

(2) 発達段階の視点

薬物をやめたいのにやめられないという持続的な苦痛をもち、心身のストレスなどさまざまな要因によって再燃、再使用してしまう可能性が常にある薬物依存症の当事者に対しては、それを支えていくことが基本となる。

AAでは、依存症の支援において、生の3つの基本的本能（ALCOHOL ANONYMOUS and A.A. General Service Conference approved literature,2005）を支えることが重要であるとしている。その3つの基本的本能は、どこかの集団に所属してほかの人々と関係を築いていく共存本能、物質的や感情的な安定を保つための安全の本能、性の本能からなり、これらが一体となって人間の意志は作り上げられている（マキュー，2009）。また、薬物依存症の当事者は、基本的信頼が育まれるという体験に乏しいために他者への信頼感がもてず、ささいなことで不安感を自覚する「安全基地の体験」の不足（日本ダルク・サンライズレジデンス，2011）があることを、当事者みずからが述べている。薬物依存症の当事者は、若年からの薬物使用による教育の中断や就労困難、多い反社会集団との関係、離婚、他の精神障害の合併などの理由でその基本的本能が十分に備わっていないことも、国内外の調査で明らかになっている（ラッシュ，2008、山野，2002）。ダルクの利用者111名を対象とした調査（近藤，2004）によると、対象者の薬物使用開始平均年齢は16歳で、60％以上が14～16歳で薬物使用を開始していた。この年齢での発達課題は、アイデンティティの確立である。この年齢に至る前に、親や教師など、身近で信頼できるおとなとのあいだで信頼感を育み葛藤を解決するといった技能を体得する。親などから教わってきた技能により、今度はそれに代わって同年代の仲間との良好な関係を築くこと、すなわち親と心理的に分離して社会人としての役割を獲得していくアイデンティティの確立（エリクソン，1980：訳2012）が課題となる。ところがこのような発達課題にまつわる葛藤を薬物に依存することで回避し、薬物使用で孤立または反社会集団に準拠してしまった人たちは、社会性や対人関係技術などの発達が阻害され、学歴が低く、職歴も乏しいことが問題となる、アイデンティティ拡散の状態になってしまう（発達については第12章参照）。西川（2011）は、このような事実から、薬物依存症の当事者やその家族には断薬を維持しながら社会人としての成熟の達成を目指すという困難な課題が長期にわたって存在するため、回復とは単なる断薬では不十分で、生活する上で必要な社会集団に属し、そのなかで他者との関係性を発展させていくという社会性をもつことの必要性であると指摘している。

(3) 当事者と専門家との関係という視点

　市川 (2010) は、当事者と専門家における薬物依存症の回復の意味のとらえ方が異なることを示唆している。市川が薬物依存症の回復支援施設の当事者スタッフであるという立場から、当事者性やそれによる組織の限界をふまえた上で指摘していることを以下に要約する。「ダルクは『専門家の知』とは異なる『当事者の知』については評価されているが、制度が整っておらず、たとえば当事者がスタッフになる際の専門家によるトレーニングも設定されていないことから、『有効であるが専門的でない』とされている。専門家を交えた治療共同体の必要性は以前より指摘されているが、いまだに実現せず、その一方で、当事者のみで構成されているダルクは増加を続けている。その活動を通してみずからの回復を促進しているゆえに制度の不備はかえって好都合であり、援助者と呼ばれる専門家が一方向になんらかの援助や治療を施すことや、権威的上下関係が構造的に入り込んでくることが、当事者のエンパワーメントを阻んでしまう」。薬物依存症の当事者に対するインタビュー調査（第8章参照）では、当事者のみでは解決しえない問題の存在について述べられていたことから、専門家が関与する余地はたしかにある。しかし「援助者と呼ばれる専門家が一方向になんらかの援助や治療を施す」と当事者に認識されている事実を、支援する側は重くとらえなければならない。上岡 (2011) や西村 (2010) が指摘しているように、薬物依存症の実態に沿った支援でないと、当事者の回復に対して無意味どころか悪影響となってしまうだろう。

　薬物依存症の当事者への支援において、支援する側に求められているのは、市川が指摘する「権威的上下関係」とは対照的に、対等な人間関係を構築していくことであるということが、訪問看護利用者に対するインタビュー調査（第8章参照）によって明らかになっている。調査対象者は、これまで薬物使用に関連した人としか接点がないために、訪問看護スタッフには上述したような薬物依存症の実態を理解した上で、家族や友人と同じように接することができればよいと話していた。

　精神科訪問看護を実施している事業所に対する調査（第6章参照）の調査対象

となった訪問看護事業所の回答からは、訪問看護を提供し続けていくのに重要な、関係性の構築にもそれほど大きな困難感を抱いてはいないという傾向がうかがわれた。利用者と共通の趣味をもてるといった肯定的なイメージをもっている回答者も多かった。他方、回復の意欲が不足あるいは欠如しているように見えることや、生活技能をすでに獲得している利用者に対する支援内容が明らかでないことの方により大きな困難を感じていた。これらの支援上の困難について、大嶋（2011）は、嗜癖当事者には「意志の病」というスティグマがあると指摘している。社会では、「欲求を意志で制御することを是としており、意志の敗北を認めることは自己否定につながるため、当事者はスティグマの払しょくのために前の失敗を帳消しにしようとして過酷な挑戦を続け、逆に嗜癖行動に絡めとられる悪循環に陥る」と述べている。さらに、「アルコールは合法で、どこでも入手可能だが、それと引き換えに社会はその制御を責任として個人に課す。覚せい剤などの違法薬物の場合は、非合法であることを当事者が無視した時点でそれは社会的逸脱となり、逸脱への欲求を抑制できないという時点では、薬物の使用は自業自得、逃避であり援助にはなじまないととらえられる」と述べ、嗜癖当事者に対しては支援の是非がまず問題になる場合があることを示している。

　さらに大嶋は、嗜癖当事者支援にまつわる独特の難しさについて以下のように述べている。「彼らは薬物療法で完治せず、治療環境をかき乱し、援助者の指示に従わないどころか援助者に対して攻撃性をあらわにすることも少なくない。また"酔い"のなかで、彼らは普段口にしない専門職に対する思いを吐露する。そこには援助者にとって本質的な自己の弱点を突いたものが少なくない。加えて彼らの病理は、先述したように援助者の生活世界や体験と地続きの先で表面化する。したがって専門職として一歩高いところに立ちづらい。『治してあげる』ことはできないし、かといって『専門職として保有する科学的知識』も彼らには通用しない。そのようなことを述べたところで、嗜癖当事者に軽くあしらわれるのがオチであり、『わかっていない』と一蹴され援助者としてのプライドはずたずたになる」。このように大嶋は、嗜癖当事者は援助者の専門

性を脅かす存在であるということから、支援の提供を忌避されていると指摘し、支援を行うには「援助者としての境界線から一歩クライアント側に踏み出すこと」の必要性を強調している。具体的には、クライアントのもつ「問題への巻き込まれが不可欠」であり、その「巻き込まれる」とはクライアントの「状況にぐっと引き寄せられて、そこにクライアントとともに身を置くことである。本書に取り上げた訪問看護場面に関するインタビュー調査（第8章参照）で、「家まで来て、そんな紆余曲折の状態を見てもらっている。スポットで」、「やっぱり使っているところ使っていないところ見てほしい」と語っていた。これらの実例から、よい時も悪い時も、利用者の状況に引き寄せられ、そこにともに身を置くことが利用者から求められているといえる。

■■■ 2．人間関係の構築と自他の成長 ■■■

前節「対人関係を考える前提となるもの」から、依存症の当事者にはそうでない者との共通点がある一方で、日常生活に支障をきたすような病的な側面ももちあわせ、一線を画しているともいえる。その側面を目の当たりにすると、支援している側としては、依存症であることへの否認、再飲酒や薬物の再使用に対する不信感、くり返される精神科病院への入院や刑務所への収監に対する無力感など、否定的感情を抱かずにはいられない。当事者が、治療や支援に対して非協力的に見えること、時には抵抗しているように思えることもある。同時に、なぜそのような状況に至ってしまうのだろう、というような理解のしがたさを感じるのではないだろうか。医療観察法の対象となった人々（第11章参照）に関しても同様のことが言え、これらの当事者の立場をとることの難しさはより際立っているように思われる。これは他の疾患や障害をもつ人に対する支援や日常生活においても、程度や内容の差こそあれ共通するものである。私たちは対人援助職としてだけでなく、社会的存在としても当事者の支援に取り組んでいく必要がある。

(1) 否定的感情の活用

　当事者をめぐる状況の理解や対人関係の見直しの検討を行う上で、看護職者である宮本（1995）によって提起された「異和感の対自化」という方法に一度焦点を当ててみたい。このモデルは対人関係において生じた否定的な感情への注目を糸口とし、対人関係やそれを取り巻く状況への理解を深めることを通じて、コミュニケーションを立て直すとともに、対人関係能力の向上を図るものである。異和感は対人関係場面において、相手の態度や言動が予想や期待とずれていた時に抱く、しっくりこないという不快感のことである。また、異和感は周囲の環境との不適合から生じる心身の不調和な感覚としてのストレス反応と見なすこともできる。そして、異和感の対自化は、ストレスの解消による心身の安定を意図した方法である。

　対人関係の場面では、相手からいつも予想や期待通りの反応が返ってくるとはかぎらない。そんな時に、相手の反応から覚えた不満や不信、疑問などの否定的な感情を言葉や態度で率直に表現するのは、相手や周囲とうまくやっていく上で妨げになるという理由からためらう人が多いのではないだろうか。しかし、明らかに相手の主張が不当と思われる時だけでなく、自分の落ち度があっても一方的に責められていると思う時、否定的な感情はいつまでも残ってしまう。相手とのトラブルを避けるために婉曲的な言葉や態度で示しても、結局はお互いの思いは平行線をたどることになる。このような感覚を宮本は「異和感」と呼び、それを放置せずに取り上げて活用するモデルが「異和感の対自化」である。

　なぜ「違和感」でなく「異和感」なのかという疑問をもたれるかもしれない。「違」と「異」の意味合いは若干異なっている。対人関係において、「違う」というのは自分を絶対視するような頑なさがあるのに対し、「異なる」というのは双方を相対的にみるような柔軟さがあることから、違和感よりは異和感という表記がしっくりくるように思われる、と宮本は説明している。

(2) あらたな自己の創発

　「異和感の対自化」を行う過程は、以下の8段階によって自己を相対化し、あらたな自己を作り出していくことができる。

①知覚した異和感の内容確認：いつどんな異和感を覚えたか？
②異和感と他者の言動との照合：誰のどういう言動から異和感が生じたか？
③相手の言動への批判の徹底：相手の言動のどこが気に入らなかったか？
④相手の正当性や限界の発見：相手の側に正当性ややむをえない事情はなかったか？
⑤異和感を覚えた自分への反省：自分の側にとらわれや相手に対する認識不足はなかったか？
⑥自分の正当性や限界の発見：相手の立場をとれなかったやむをえない事情はなかったか？
⑦自他の差異と共通性の明確化：自分と相手はどこが共通し、どこが違うか？
⑧異和感の解消とあらたな関心の発生：どんな気づきを得られ、異和感はどうなったか？

　このモデルが理論的基礎のひとつとしているのが、ミードの**社会的相互作用論**である。ジョージ・H・ミード（Mead,G.H., 1863-1931）は、20世紀はじめにアメリカのプラグマティズム（実用主義）を推進した哲学者、社会心理学者である。ミードはその主著である「精神・自我・社会」（1934）において、アメリカの移民社会と、第一次世界大戦の経験から、人間の精神と自我の確立におけるコミュニケーションの重要性を指摘した。ミードによると、自我の成熟には同じ社会状況のもとでとられる一定の動作のしかたである「一般化された社会的態度」の体得によって可能になる。成熟の過程では、「**問題的状況**」と呼ばれる個人と環境とのあいだに生じる適応の欠如によって、しばしば自我はゆるがされるが、それを契機として内省的な思考がもたらされる。すなわちこれまでの行為を中断され、過去の解釈と未来への予測を余儀なくされる状況で、他者の目を通じて客観的に自分を内省し、周囲からの影響を取り込んであらたな自分を生み出すのである。その結果、自己が新しく生まれ変わると同時に、社会的態度が再構成された状態で問題状況との取り組みが再開され、以前よりも成熟した自我によるコミュニケーションを通じて他者の態度や行動に変化をもたらすようになる。相手や第三者の目から客観的に自分を内省し、他者の視点を取り込んであらたな自分を生み出すことを、ミードは「**創発的内省性**」と呼

んでいる。この「創発的内省性」は、みずからの置かれている状況の視野拡大や、対人援助職にとどまらず、嗜癖の当事者や当事者スタッフにとっても、成長の過程そのものであると言えるだろう。

しかし、「創発的内省性」の重要性を理解しても、実際の臨地実習や臨床現場に立ち戻って考えると、自我のゆらぎを示すサインともいえる否定的な感情を、相手に表現することは、やはり難しいと感じるのではないだろうか。前節「対人関係を考える前提となるもの」をふまえると、本書で取り扱っている当事者は、表現をするのがいっそう難しい相手と感じるであろう。一方で、否定的な感情も、相手に対して大きく明確なものばかりではない。相対しているなかで感じる、何かよくわからない、確かめてみたい、という小さな疑問も程度の差こそあれ否定的な感情である。疑問をそれとなく投げかけられ、尋ねられることは、お互いにとってそれほど侵襲のあるものではないだろう。まずはそのような形でのコミュニケーションを図ってみてはどうだろうか。　　（渡邊　敦子）

図書案内

McQ.J．(2008)．*The Steps We Took One Step at a Time, and Helps Us Understand How It Works*, August House publishers, Atlanta（マキュー, J. 依存症からの回復研究会（訳）．(2009)．回復の「ステップ」　依存症から回復する12ステップ・ガイド）：依存症の実態や、12ステップに基づいた回復のための内省の過程だけでなく、あらゆる人において程度の差こそあれ共通する人生の課題をわかりやすく教えてくれる。

＊引用文献＊

ALCOHOL ANONYMOUS and A.A. General Service Conference approved literature (2005). TWELVE STEPS and TWELVE TRADITIONS, ALCOHOLIC ANONYMOUS WORLD SERVICES, INC.

APARI（特定非営利活動法人アジア太平洋地域アディクション研究所）．(2000)．born again 薬物依存からの再生・回復者達の声．APARI 東京本部

Erikson, E. H. (1980). Identity AND THE Life Cycle. Norton & Company, New York（エリクソン, E.H.　西平直，中島由恵（訳）(2012)．アイデンティティとライフサイクル　誠信書房）

Mead,G.H.（1934）．Mind, Self and Society—from the Standpoint of a Social Behaviorist. The University of Chicago Press.（ミード,G.H. 稲葉三千男・滝沢正樹・中野収（訳）（2005）．現代社会学大系 10　復刻版　精神・自我・社会　青木書店）

市川岳仁（2010）．薬物依存からの回復における当事者性の意義と課題――NPO としてのダルクの活動を素材に―．龍谷大学大学院法学研究 no.12 29-50

近藤千春・幸田実・柴田興彦・和田清（2004）．薬物依存症者の回復におけるダルク利用の有効性．日本アルコール・薬物医学会雑誌，39（2）118-135

McQ, J．（2008）．The Steps We Took One Step at a Time, and Helps Us Understand How It Works, August House publishers, Atlanta（マキュー，J. 依存症からの回復研究会　訳．（2009）．回復の「ステップ」 依存症から回復する 12 ステップ・ガイド）

宮本真巳（1995）．感性を磨く技法 2 「異和感」と援助者アイデンティティ　日本看護協会出版会

日本ダルク・サンライズレジデンス（2011）．平成 22 年度厚生労働省障害者総合福祉推進事業　依存症におけるピアサポートの人材育成と雇用管理等の体制整備のあり方に関する調査とガイドラインの作成

西川京子（2011）．薬物問題をもつ家族への援助研究　心理教育に基づく実験援助モデル開発とその評価　相川書房

西村直之（2010）．薬物依存症と社会との関わり　薬物依存症のサポート体制．日本臨牀，68（8），1536-1539

大嶋栄子（2011）．嗜癖当事者にかかわる援助者のポジショナリティ　精神保健福祉，42（2），94-97

Rush,B.J.,Koegl,C.（2008）．Prevalence and Profile of people with co-occurring Mental and Substance Use Disorders within a Comprehensive Mental Health System, Canadian Journal of Psychiatry. vol.53 810-821

佐居由美（2004）．和文献にみる「安楽」と英文献にみる「comfort」の比較――Rodgers の概念分析の方法を用いている日米 2 つの看護文献レビューから　聖路加看護大学紀要，no.31 1-7

山野尚美（2002）．薬物関連問題に対するソーシャルワークに関する研究，厚生労働科学研究費補助金　薬物依存・中毒者の予防、医療およびアフターケアのモデル化に関する研究　総合研究報告書

索　　引

＊あ　行

愛着　157
──の剥奪　83
あいづち　32
アイデンティティ（自我同一性）　156
愛の病　85
アタッチメント　120
安全　167
安楽　167
いいかえ　32
怒り　80
意識化技法　27
依存症　51,76
依存症治療　76
依存症的思考　55
一時保護所　139
一般化思考　55
イド（エス）　17
イネイブリング　85
違法性　129
医療観察法　151
医療保健福祉による支援対象　65
ウィーデンバック，E.　7
うそ　79
運命の人　85
エリクソン，E.H.　154
エンカウンター・グループ　29
円環的因果律　25
援助的人間関係技法　27
応答技法　27
応用行動分析　22
オーランド，I.J.　7
男らしさ　77
オペラント条件づけ　23

＊か　行

カーカフ，R.R.　27
回復　59,67,78
回復支援　86

カウンセリングの実施上の課題　34
かかわり技法　27
覚せい剤事犯受刑者の虐待被害経験　133
家族療法　24
葛藤　51
カルト集団　53
簡易鑑定　147
看護理論の活用　2,4
感情の反映　32
機会的使用（機会飲酒）　49
危険ドラッグ　51
起訴前鑑定　144,147
義憤　81
気分障害　132
逆転移　87
ギャンブル依存症　51
教育分析　35
共依存　40
強化　23
共感　33,38
強迫観念　50
強迫的使用（強迫的飲酒）　50
キンドリング　52
クライエント中心療法　26
グループ・アプローチ　29
ゲートキーパー　164
ゲシュタルト療法　33
嫌子　23
好子　23
好訴的　80
行動随伴性　23
行動分析学　22
行動療法　33
公判鑑定　147
巧妙で不可解な愛の病　85
交流分析　33
コーピング　113
こだわり　80
コントロール喪失　48,51

＊さ　行

再発　87
先ゆく仲間　79
酒を得るための道具　57
三項随伴性　23
自我（エゴ）　17
自己一致　33,34
自己中心的　84
自己治療仮説　52
自己理論　33
総合対策大綱　163
自殺企図　149
自殺対策基本法　163
自助グループ　58,78
システム論的家族療法　24
自責感　87
疾病性　152
児童虐待を行った保護者に対する援助ガイドライン　133
自動思考　21
児童相談所　139
司法機関の利用状況　129
社会資源情報　139
社会的安楽　167
社会的性別（ジェンダー）の視点　115
社会的相互作用論　175
社会復帰要因　152
弱化　23
習慣的使用（習慣飲酒）　50
集団心理療法　29
受容　33,37
触法精神障害者　144
職務への動機づけの低下　62
女性（婦人）相談所　139
自立　167
神経性大食症　114
神経性無食欲症　114
振せんせん妄　48
身体的安楽　167
心理検査　147
心理社会的モラトリアム　156
心理的離乳　156

ストックホルム症候群　53
ストレス　15
ストレスコーピング　16
ストレス反応　16
ストレッサー　16
スリップ（薬物の再利用）　125
性格変化　57
精神鑑定　144,147
精神的安楽　167
精神道徳的な嫌悪感　62
精神分析　17,33
精神保健福祉センター　127
正当化　79
性犯罪　150
セーフティネット　101
責任主義　145
責任能力　144
積極的傾聴技法　31
摂食障害　113
セルフ・エスティーム　82
セルフケア理論　7,12
セルフヘルプ・グループ　29
0か1思考　54
創発的内省性　175
ソーシャルサポート　16
ソーシャル・スキルズ・トレーニング　29
尊大　84

＊た　行

対人関係依存　53
対人関係一般　103
対人関係論　2
第二の否認　78
他罰　80
ダブルバインド　34
ダルク　111,129
ダルク女性ハウス　117
中毒性精神病　57
超自我（スーパーエゴ）　17
直線的因果律　25
治療的関係　102
治療反応性　152

抵抗　18
デタッチメント（detachment, 脱愛着）　44
手ほどき技法　27
転移　87
纏綿状態　134
統合失調症　132
トラベルビー, J.　6
トラウマ　111
トラウマ体験　132
トラウマ・ボンド（外傷性絆）　120

＊な　行
仲間　125
二次性（反応性）アルコール依存症　115
二次的なトラウマ体験　113
認知行動療法　20,33,58
認知的評価　16
ネグレクト　53
ネットワーク障害　101

＊は　行
配慮　83
発達障害　124,137
話のきっかけ　32
パニック　125
反抗心　80
反発心　80
被害者意識　81
ひきこもり　161
ビギナー　126
被虐待経験　114
非審判的　37
否認　76
不安障害　132
物質依存　52
物質使用障害　114
負のサイクル　69
ブラックアウト　77
フロイト, S.　17
プロセス依存　53
プロセスレコード　2,10,12
ペプロウ, H.E.　4

防衛機制　18
報酬系　52
ボールビィ, J.　157
ホール, G.S.　155
ポジティブ・メッセージ　32
ホメオスタシス　24
ポルトマン, A.　157
本鑑定　147

＊ま　行
マイクロ・カウンセリング　32
無力感　87
燃え尽き　118
問題解決法　32
問題的状況　175
問題の発生と治療目標　34

＊や・ら・わ行
薬物依存症　51
薬物乱用防止５か年戦略　127
薬物乱用防止新５か年戦略　127
歪んだ認知のパターン　22
来談者中心療法　33
ライフサイクル理論　155
離脱症状　48
リビドー　154
恋愛依存症　85
ロジャーズ, C.　26
ワーカホリック　53
わかちあい　78

12step　107
AA（エイエイ Alcoholics Anonymous, 無名のアルコール依存症者たち）　58,107,118
ACE Study　112
ADHD　133
Al-Anon（アラノン）　141
enabler（イネブラー）　43
ICD-10　48
NA（エヌエイ Narcotics Anonymous）　58,118
Nar-Anon（ナラノン）　141
self-helf group（自助グループ）　107

執筆者紹介 (執筆順)

渡邊　敦子（わたなべ　あつこ）(編者、第6・8・13章)
　共立女子大学看護学部
　筑波大学大学院人間総合科学研究科博士後期課程修了　博士（ヒューマン・ケア科学）
　専攻：精神保健看護学
　依存症の人々に対する支援のあり方を探求するとともに、精神科看護の基礎教育における指導、看護学生のメンタルヘルス向上にも取り組んでいます。

安齊　順子（あんざい　じゅんこ）(編者、第3・11章)
　浦和大学、法政大学、東洋大学非常勤講師、アパリクリニック臨床心理士
　筑波大学大学院人間総合科学研究科博士後期課程満期退学
　主著：『あたりまえの心理学』文化書房博文社（編著）、『インタビュー臨床心理士1,2』（共編著、誠信書房）、『「使える」教育心理学（第3版）』（共編著、北樹出版）、『わかりやすい犯罪心理学』（共編著、文化書房博文社）

渡辺　尚子（わたなべ　なおこ）(第1章)
　東邦大学健康科学部看護学科精神看護学
　博士（看護学）
　東邦大学習志野キャンパスで、精神看護学を教えています。学生の皆さんに、どうしたら精神看護学の魅力が伝わるのか、そして精神看護学実習指導者をどのように支援したらよいのかについて日々考え、教育・研究そして社会貢献を心がけています。

佐藤　純（さとう　じゅん）(第2・12章)
　茨城県立医療大学保健医療学部人間科学センター教授、公認心理師、博士（心理学）
　学部で心理学を教えているほか、学生相談室でのカウンセリングも行っています。学生に対する指導方略に関して研究しています。

岡坂　昌子（おかさか　よしこ）(第4章・コラム)
　東京福祉大学学生相談室、家族機能研究所臨床心理士、博士（医学）
　筑波大学大学院人間総合科学研究科社会環境医学専攻修了
　薬物依存症者のリハビリテーション施設ダルクや家族会に関わって10年以上になります。自助グループによる依存症からの回復に関心があります。
　主著：『わかりやすい犯罪心理学』（分担執筆、文化書房博文社）

梅野　充（うめの　みつる）（第5・7章）
　都立病院や精神保健福祉センターなどで依存性の相談や医療に従事してきた。現在は医療法人社団アパリ　アパリクリニック（東京都新宿区）理事長として、依存症の外来診療とデイケアに従事している。精神保健指定医。日本精神神経学会専門医・指導医。精神保健判定医。日本医師会産業医。日本赤十字看護大学非常勤講師。昭和女子大学非常勤講師。特定非営利活動法人東京ダルク理事。

安髙　真弓（あたか　まゆみ）（第9・10章）
　福岡県精神保健福祉センター、オフィスサーブ代表。日本学術振興会特別研究員（DC2）を経て、宇都宮大学地域デザイン科学部コミュニティデザイン学科教授。臨床心理技術者、精神保健福祉士、社会福祉士。博士（社会福祉学）。依存問題のある人や家族との出会いと別れを積み重ねた実践をふりかえり、家族支援のありかた、回復支援における専門職の役割を次世代に伝えていくべく模索中。

佐藤　朝子（さとう　あさこ）（コラム）
　特定非営利活動法人ダルク女性ハウス
　看護師、精神保健福祉士
　いま、ダルク女性ハウスで人気のプログラムは"お菓子作り"です。私は作ってもらって食べるだけなのですが、これがなかなか美味しい。近い将来、これを販売するなど、就労訓練につながることができればと、期待をよせています。

山田　義則（やまだ　よしのり）（コラム）
　アパリクリニック
　DARCのリカバリングスタッフと一緒にサーフィンしたり、オンラインゲームをしたり、時々仲間をサポートするのが私の日常です。仕事としてではなく、人として彼らと共にいることをモットーにしています。

有本　慶子（ありもと　けいこ）（コラム）
　一般財団法人　精神医学研究所附属　東京武蔵野病院　看護師
　精神科看護経験はまだまだ少ないですが、どのようにしたら患者・看護師双方が、より「楽」に関われるかと考えることが多く関心を持っています。そのために、知識や技術に加えて、さまざまな事象のとらえ方の工夫などできれば良いなと思いながら日々の看護を行っています。

対人関係とコミュニケーション
──依存症・触法精神障害者への支援から考える

2015 年 7 月 15 日　初版第 1 刷発行
2020 年 3 月 25 日　初版第 2 刷発行

編著者　渡邊　敦子
　　　　安齊　順子
発行者　木村　慎也

印刷　シナノ印刷／製本　川島製本

発行所　株式会社 北樹出版
〒153-0061　東京都目黒区中目黒 1-2-6
URL：http://www.hokuju.jp
電話(03)3715-1525(代表)　FAX(03)5720-1488

© Atsuko Watanabe & Junko Anzai, 2015, Printed in Japan
ISBN 978-4-7793-0459-0

（落丁・乱丁の場合はお取り替えします）